hänssler

J. Niggemann

Rauchen
– wollen, lassen oder müssen

Ich will mich freuen des Herrn und fröhlich sein in Gott, meinem Heil.

Habakuk 3, 18

hänssler
Neuhausen-Stuttgart

Gewidmet allen noch nikotingebundenen Gefährten auf dem Glaubensweg, damit sie mit Gottes Hilfe frei werden.

CIP-Kurztitelaufnahme der Deutschen Bibliothek

Niggemann, Johannes:
Rauchen: wollen, lassen oder müssen / J. Niggemann. –
Neuhausen-Stuttgart: Hänssler, 1986.
(Edition C: T, Taschenbuch; 157)
ISBN 3-7751-1121-3
NE: Edition C / T

EDITION C-Bücher
EDITION C-Taschenbuch, T 157
Bestell-Nr. 56757

Umschlaggestaltung: Daniel Dolmetsch
Gesamtherstellung: Ebner Ulm

Inhalt

Streck zum Gekreuzigten empor die Hände
dann hat die Sklaverei ein schnelles Ende,
und du erfährst,
was längst dir war verheißen:
die Fesseln reißen!

Walter Baudert

1. Vorwort

Bei Nikotin und Alkohol
fühlt sich der Mensch besonders wohl.
Und doch, es macht ihn nichts so hin,
wie Alkohol und Nikotin.
Eugen Roth

Seit vielen Jahren bin ich, der ich als junger Mann stark rauchte, in einer missionarischen Teestubenarbeit meiner Gemeinde tätig. Von daher ist mir das Rauchen vieler Christen zu einer großen inneren Not geworden. In einem Buch über die missionarische Teestubenarbeit* habe ich in einem Kapitel »Rauchen gestattet oder nicht?« schon einmal sehr kurz Stellung zu diesem Problem bezogen. Im vorliegenden Buch möchte ich meine Gedanken wesentlich erweitern und vor allem auch geistlich-seelsorgerliche Orientierung geben und praktische Hilfen zur Befreiung anbieten.

Das aufgezeigte Problem stellt in der Tat ein »heißes Eisen« dar, weil von vielen ernsthaften Christen nach wie vor sogar süchtiges Gewohnheitsrauchen als sogenanntes »Mittelding« verharmlost und nicht als »Selbstmord auf Raten« und somit als Sünde angesehen wird. Wer hier warnend seine Stimme erhebt, dem schallt es oft von nikotingebundenen Christen gleich entgegen: »Gesetzlichkeit«, »Engherzigkeit«, »Richtgeist!« Wie oft werden

* J. Niggemann: Es begann bei einem Glas Tee. Missionarische Teestuben- und Kaffeehausarbeit, R. Kawohl-Verlag, Wesel 1980.

dann zur eigenen Entschuldigung und Rechtfertigung für das Gewohnheitsrauchen auch Namen von Männern aufgezählt, die Gott in seiner Gnade trotz ihres starken Rauchens als Werkzeuge gebrauchte (z. B. Louis Harms, Johannes Busch u. a.).

Das Fehlverhalten anderer Christen zu anderen Zeiten darf und kann aber niemals ein Freibrief für uns Heutige sein oder gar die Richtschnur darstellen, an der wir unser eigenes Verhalten und Handeln messen! Wissentlich oder unwissentlich wird von stark rauchenden Christen vielfach übersehen, daß neuere wissenschaftliche Erkenntnisse über die gesundheitliche Schädlichkeit auch völlig andere geistlich-seelsorgerliche Beurteilungsmaßstäbe setzen. Denn auch ohne typisches Suchtverhalten, schon bei relativ niedriger Dosis verursacht die Zigarette bleibende Organschäden.

Als Christ kann ich mich nicht einfach den erschrekkenden Fakten über die beträchtlichen Gefährdungen durch aktives (und passives!) Rauchen entziehen und die hieraus sich ergebenden geistlichen Konsequenzen für meine Jesusnachfolge und die meiner Glaubensgeschwister ignorieren.

Als Autor bin ich mir darüber im klaren, daß bei Rauchern Differenzierungen vorgenommen werden müssen. Der Grad der Gebundenheit an Nikotin kann beim einzelnen Menschen sehr unterschiedlich sein. Während Gelegenheitsraucher vielfach gar nicht süchtig sind, kommt es bei zahlreichen Kettenrauchern zu regelrecht versklavenden Abhängigkeiten. In der Gesundheitsgefährdung durch Rauchen gibt es die Steigerung: Pfeife < (harmloser als) Zigarre < Zigarillo < Zigarette. In geistlicher Beziehung (hinsichtlich der Auswirkungen auf das Glaubensleben) braucht diese

Rangfolge aber keineswegs zwangsläufig – wie leider oft angenommen wird – zu gelten. Selbst »harmloseres« Pfeifen- und Zigarrenrauchen kann bei zahlreichen Christen – vom geistlichen Gesichtpunkt aus betrachtet – durchaus gefährlich sein und ein Stagnieren im geistlichen Leben nach sich ziehen. Auch gibt es hinsichtlich der Willensstärke bei den Menschen große Unterschiede. Willensschwachen fällt es unsagbar schwerer, sich von einer Sucht loszusagen, als willensstarken Persönlichkeiten.

Unser Glaubensweg als Christen ist und bleibt der schmale Weg (Mt 7,14). Er ist ein fortwährender Kampf zwischen Fleisch und Geist. »Stellenweise gleicht er«, wie P. Müller[1] richtig ausführt, »einer *Gratwanderung* zwischen gewaltigen Abgründen« – zwischen »Lässigkeit, Gleichgültigkeit und Weltförmigkeit« auf der einen Seite und »Gesetzlichkeit, Engherzigkeit und Richtgeist« auf der anderen.

Christen sind deshalb keine Perfektionisten. Wir alle haben an irgendwelchen Stellen »Ösen« und »Haken«, an denen wir oft hängenbleiben oder an denen andere sich festhängen. Da wir (nach Aussage der Bibel) als begnadete Sünder in einer unvollkommenen Welt der Finsternis leben, in der wir uns bewähren sollen, aber dennoch oft in vielfältiger Weise schmutzig werden, bedürfen wir immer wieder der vergebenden Gnade Gottes. »Heiligung bedeutet nicht Sündlosigkeit. Sie ist aber immer ein Geheiligt-worden-Sein und ein tägliches Geheiligtwerden« (H. Venske).

Viele Sünden und Verfehlungen bei uns Christen sind unseren Mitmenschen verborgen. Sie sind deshalb aber keineswegs zu bagatellisieren, da der lebendige Gott in das Innere unserer Herzen schaut (Hebr 4,12–13) und jede noch so »kleine« Sünde immer Schuld vor Gott und vielleicht auch vor Menschen bedeutet.

Wenn ich als Naturwissenschaftler (aber nicht als »Experte«) es mit Gottes Hilfe wage, vor allem die geistlich-seelsorgerlichen Aspekte des Gewohnheitsrauchens von Christen zum Thema dieses Buches zu machen, so sind hierfür vor allem folgende Gründe maßgeblich gewesen:

1. Die Nikotingebundenheit eines Christen besitzt meistens Öffentlichkeitscharakter. Sie wirft vielfach ein schlechtes Licht auf die Christen allgemein. Außerdem kann der Herr Jesus Christus, nach dem wir benannt sind, dadurch verunehrt werden.
2. Die Nikotinsucht berührt nicht nur den Raucher allein, sondern fast immer direkt oder indirekt den Mitmenschen:
   a) Die Gesundheit des Rauchers selbst wird gefährdet *und* zugleich die seiner Mitmenschen (Ruinierung des Leibes).
   b) Vielfältige lähmende Schuldverstrickungen durch starkes Rauchen berühren nicht nur das Glaubensleben der Betroffenen, sondern auch das ihrer Mitmenschen bzw. ihrer Glaubensgeschwister. Hierdurch können Glaubwürdigkeit und Zeugniskraft stark eingeschränkt werden. Außerdem wird vielfach durch schlechte Vorbilder ein negativer Einfluß auf andere, z. B. Kinder und Jugendliche, ausgeübt (Gefährdung von Seele und Geist).

Nicht Hochmut, Überheblichkeit, Engherzigkeit, Gesetzlichkeit oder Besserwisserei haben mich zum Schreiben getrieben, sondern die barmherzige, geduldige, gnädige Liebe und Güte unseres himmlischen Vaters. Er möchte, daß auch den unzählig vielen nikotinsüchtigen Gotteskindern geholfen wird. Aus diesem Grund erwarte ich getrost, daß er, der mich bei der Abfassung dieses Buches durch seinen Geist geleitet hat, dieses nun auch gebrauchen wird.

Als glaubende Christen sollten wir uns immer wieder vor Augen stellen, daß wir durch das Leiden, das Sterben und die Auferstehung unseres Heilands Königskinder geworden sind. Damit wir uns diesem Adelsstand gemäß verhalten, in den uns Gott unverdient erhoben hat, muß der Heilige Geist immer wieder als Erzieher auf uns einwirken. Er sagt zu dem Raucher: »Majestät, Gott schuf Sie nicht als Rauchschlot« (nach P. Müller).

Hören wir auf diese Mahnung noch?

Es ist mein Gebet, daß der Herr durch seinen Geist Christen, die starke Gewohnheitsraucher sind, dahingehend leitet, dieses Buch nicht nach dem Lesen weniger Sätze beiseite zu legen. Mögen die Glaubensgeschwister, die sich wirklich helfen lassen wollen, von Gott bereitgemacht werden, sich die Argumente und Tatsachen anzuhören und zur völligen Suchtbefreiung zu kommen! Die Erfahrung solcher Befreiung führt zwangsläufig auch zu neuem Glaubensgehorsam in anderen Lebensbereichen eines Christen. Die Folge davon ist neuer Segen Gottes.

In unserer immer düsterer werdenden Welt ist es dringend notwendig, daß die abgedunkelten und matt gewordenen Lampen vieler nikotingebundener Christen wieder ihre volle geistliche Leuchtkraft bekommen. Gerade in unserer Zeit, in der Unglaube und dämonische Gebundenheit erschreckend zunehmen, ist jeder Christ berufen zu vollmächtigem und ungeschmälertem Zeugnis und Dienst – in Wort und Tat – als Herold des bald wiederkommenden Herrn Jesus Christus, dem allein alle Ehre, aller Ruhm und alle Anbetung gebührt, jetzt und in alle Ewigkeit!

J. Niggemann

PS. Mein herzlicher Dank gilt auch Frau Ilona Jakobson, die mein oft nicht gut leserliches Manuskript mit der Schreibmaschine in großer Hingabe abschrieb und so den Druck ermöglichte.

2. Geständnisse und Erfahrungen

2.1 Ergebnisse von Umfragen bei Kindern und Jugendlichen[2]

»Als Begründung für das Rauchen geben Kinder und Jugendliche zahlreiche Gründe an:
Sie rauchen, weil sie erwachsen wirken wollen.
Sie rauchen, weil ihnen falsche Leitbilder vorgegaukelt werden. Wenn man der Reklame der Zigarettenindustrie Glauben schenken wollte, gehört das Rauchen einfach dazu, um ›up to date‹ zu sein. Dem Jüngling wird vorgegaukelt, es sei besonders männlich zu rauchen, dem weiblichen Teenager andererseits, daß es zur richtigen Dame gehöre, blaue Wölkchen lässig in die Luft zu blasen.
Sie rauchen, weil es verboten ist.
Sie rauchen, weil auch ihre Eltern rauchen.
Sie rauchen ›aus Langeweile‹, ›aus Idiotie‹, ›wegen der Freunde‹, ›um anderen einen Gefallen zu tun‹ oder ›um zu bluffen‹.
Sie wollen nicht als Feigling oder Muttersöhnchen gelten und sich von rauchenden Kameraden nicht hänseln lassen.
Auf diese Weise schlittern sie aus Leichtsinn in eine Gewohnheit oder sogar Sucht hinein, über deren Folgen sie sich nicht im klaren sind.«

2.2 Geständnis eines nikotingebundenen Vaters an seinen Sohn[3]

»Lieber Roddy!

Es geht um die Angelegenheit, die Du letzthin zur Sprache gebracht hast – um das Rauchen. Die Frage verdient eine bessere Antwort als die, die ich Dir während des Mittagessens gab, als Du sagtest: ›Wenn Du mit dem Rauchen aufhörst, Papa, dann verspreche ich Dir, niemals damit anzufangen.‹

Du hast etwas im Fernsehen gehört über das Rauchen und Lungenkrebs und hattest dann gleich einen Sack voll Fragen. In Deiner geraden und einfachen Art zu reden, fragtest Du: ›Ist Rauchen gut für Euch?‹ Und wir sagten: ›Nein, es ist sicher nicht gut.‹ Und Du brachtest uns in Verlegenheit durch Deine nächste Frage: ›Warum raucht Ihr dann?‹ Und wir sagten: ›Nun, vermutlich, weil es eine Gewohnheit ist.‹

Wir schämen uns sehr, Deine Mami und ich, aber wir müssen Dir gestehen, daß wir nicht die Kraft haben, das Rauchen aufzugeben. Rauchen ist irgendwie benebelnd.

Du siehst, wir sind Gefangene. Du glaubst nicht, daß erwachsene Menschen so zu Sklaven werden können? Aber wir sind es! Wir gehen ins Kino und können keine halbe Stunde oder keinen halben Film ruhig sitzen, weil das Gift in unserem Körper die Begierde nach einer Zigarette wachruft. Wir laufen in die Vorhalle, um einige gierige Züge zu tun.

Wir steigen in einen überfüllten Zug mitten in der

Nacht und stehen lieber in einem stinkenden Raucherabteil, als daß wir eine Fahrt sitzend in einem Wagen für Nichtraucher zubringen.
Wir gehen zu einer Party und stellen fest, daß wir keine 10 Minuten gemütlich plaudern können, ohne eine Zigarette anzuzünden. So rauchen wir eine Unmenge Zigaretten zwischen 10 Uhr vormittags und Mitternacht und wachen am nächsten Morgen mit einem üblen Geschmack im Munde auf. Hustend und spuckend stehen wir dann auf wie kranke Leute.
Wir rauchen manchmal, ohne überhaupt rauchen zu wollen. Wir greifen zur Zigarette ohne bewußtes Verlangen. Wir tun es ohne Denken und Fühlen. Wir sind jederzeit bereit, ein Streichholz anzuzünden, wenn ein Zigarettenfabrikant uns einen neuen Schund mit Geklingel anpreist – ein Filtermundstück, ein neu imprägniertes Papier, den Test eines ›unabhängigen Laboratoriums‹. Wir halten begierig Ausschau nach der nächsten ›revolutionierenden‹ Ankündigung, weil jede uns hilft, uns selber an der Nase herumzuführen.
Das ist alles andere als ein Respekt einflößendes Bild, aber es erklärt, warum wir weiter hinhören, wenn der nächste Schwindel angekündigt wird: ein ›Spezialfilter‹, eine ›Klimazone‹, ein ›Genuß ohne Reue‹ oder der ›Duft der großen weiten Welt‹.
Verstehst Du es nun, Roddy? Wir sind Sklaven des Glimmstengels. Wir sind gefesselt und können uns nicht befreien . . .«

Aus diesem Geständnis eines rauchenden Vaters geht

nicht nur die Schwäche hervor; es zeigt mit aller Deutlichkeit, daß zumindest das Weiterrauchen oft entgegen jeder vernunftgemäßen Erkenntnis erfolgt.

2.3 Persönliche Erfahrungen des Autors

Als langjähriger Raucher war ich während meiner Soldatenzeit im Zweiten Weltkrieg so an Zigaretten gebunden, daß ich nicht davor zurückschreckte, Zigaretten zu stehlen, als ich keine mehr besaß und auch keine käuflich erwerben konnte. Welcher Unterschied besteht zwischen meinem Verhalten damals und dem eines Heroinabhängigen heute, der in eine Apotheke einbricht, um sich den »Stoff« zu beschaffen? Vor dem lebendigen Gott ist beides gleichermaßen Sünde!

Während meiner Internierungszeit nach Ende des Krieges konnte ich beobachten, wie alliierte Soldaten ihrer Verachtung und Überlegenheit gegenüber ihren besiegten Gegnern in folgender Weise Ausdruck verliehen: Sie warfen eine angerauchte Zigarette fort. Sofort stürzte sich eine ganze Horde von Gefangenen auf dieselbe, und es gab ein wüstes Geraufe und Gerangel, wie bei verhungernden Tieren. Welch eine Erniedrigung für den Menschen, der doch die Krone der Schöpfung sein soll!

Als Student in der Nachkriegszeit sah ich eines Tages auf der Straße einen Mann, der seinen Blick unverwandt auf den Boden vor sich gerichtet hielt, um die Zigarettenkippen und Zigarrenstummel, die er sah, aufzuheben und zu sammeln, um sie dann später zu Zigaretten und Pfeifentabak zu »verarbeiten«. In dem Mann erkannte ich einen ehemaligen Schulkameraden, der aus einer angesehenen Fabrikantenfamilie stammte. Zu welch abscheulichen Kniefällen vermag der Tyrann Nikotin seine Abhängigen zu treiben!

Meine Frau, die immer Nichtraucherin war, mußte durch die beengten Wohnraumverhältnisse nach dem Krieg im Eßzimmer schlafen. Dieses war nur durch einen Vorhang von dem Arbeitszimmer ihres Vaters getrennt, der kettenrauchend oft bis Mitternacht dort arbeitete. Als meine Frau zehn Jahre später in einem Krankenhaus war, stellten die Ärzte fest, daß ein bestimmtes Medikament einfach nicht wirkte. Daraufhin sagten sie ihr, der Nichtraucherin: »Sie müssen stark geraucht haben oder Gewohnheitsraucherin sein.« Nur durch das »Passivrauchen«, durch das Einatmen des Zigarettenqualms ihres Vaters, kann diese negative körperliche Beeinflussung hervorgerufen worden sein.

2.4 Erfahrungen in Gemeinden

Wie beschämend muß es für manchen nikotinabhängigen Christen sein, wenn er sich gleich nach dem Gottesdienst eine Zigarette oder Pfeife anstecken muß, obwohl das eigene Gewissen ihn oft verklagt und er manchmal die mißbilligenden Blicke anderer Besucher auf sich gerichtet weiß. Wie oft geschieht dies gedankenlos oder in vorgetäuschtem Selbstbewußtsein sogar schon im Vorraum des Gotteshauses! Ist es verwunderlich, daß an einem so rücksichtslos erscheinenden Verhalten andere (besonders ältere oder rauchempfindliche Glaubensgeschwister) Anstoß nehmen? Wie kann da die Liebe Gottes unter den Gemeindegliedern bleiben?

Oft kommt es vor, daß ein Missionar in einem Missionsvortrag davon berichtet, daß in dem überseeischen

Land, in dem er tätig ist, keiner als Glied in die Gemeinde aufgenommen wird, der raucht. Rauchen wird von Christen in diesen Gebieten mit Recht als die Eingangspforte zu noch schlimmerer Drogensucht angesehen und deshalb als eines Gotteskindes unwürdig generell abgelehnt. Erschreckend ist es dann, nach dem Vortrag Einwände von nikotingebundenen Christen zu hören, wie: »Übertriebene Frömmigkeit«, »Gesetzlichkeit« oder gar: »Was hat das Rauchen mit dem Glauben zu tun? Mir hat es noch nicht geschadet. Ich kann jederzeit aufhören.«

Ein mir bekannter Pastor, ein starker Raucher, kaufte sich vor Jahren in einem Laden seine starken Brasilzigarren. Eine Frau, ein Glied seiner Gemeinde, war gerade auch zum Einkaufen im Laden. Sie sagte hinterher zu dem Geistlichen: »Herr Pastor, ich nehme Anstoß daran, daß Sie rauchen! Es ärgert mich. Bitte hören Sie damit auf!«

Der Pastor erfüllte die Bitte umgehend, da er wußte, daß ein Christ das Gewissen des anderen schonen muß und kein Ärgernis geben darf. Er war sich im klaren darüber, daß ein großer Segen darauf liegt, wenn ein Christ um der Gewissensnöte eines Mitgliedes am Leibe Christi willen auf Anstößiges verzichtet. Gott hat diesen Pastor als Evangelisten dafür reich gesegnet!

Wie abstoßend kann es wirken, wenn ein kettenrauchender Christ durch den Gestank seiner verräucherten Kleidung den in seiner Nähe sitzenden Geschwistern während einer Bibel- und Gebetsstunde fortlaufend riechbar Kunde seiner Gebundenheit gibt! Wie heuchlerisch und zeugnisentkräftend kann dies sein, wenn dann zum Schluß noch womöglich in einem Lied von dem Heiland als Zerbrecher aller Bande gesungen wird! Oder welchen Eindruck erweckt ein Geistlicher, der mit gelbbraunen, stinkenden Fingern beim Abendmahl Brot und Wein austeilt?

Es gibt Versammlungen und Konferenzen von manchen Bibelschulen, Jugendverbänden, Glaubenswerken und dergleichen, in denen nicht nur in den Pausen ganz unverhohlen dem Nikotingenuß gefrönt wird, sondern wo selbst während der Versammlung ausgiebig geraucht wird und wichtige Entscheidungen in der Reichsgottesarbeit unter Tabakqualmwolken getroffen werden! Die Frage ist berechtigt, ob in einer solchen »vernebelten« Atmosphäre der Geist Gottes voll zum Zuge kommen kann oder nicht wesentlich gedämpft wird.

Von einer Konferenz, zu der in England 400 anglikanische Pfarrer eine Woche lang versammelt waren, wird folgendes berichtet:

> »In den letzten Tagen gab es (...) eine kleine Sensation. Ein Pfarrer der hochkirchlichen Richtung sprach plötzlich in Zungen. Ein anderer Pfarrer gab die Auslegung. Es war ein Aneinanderreihen von einigen Bibelworten und die Aussage, daß die Kirche einer schweren Zukunft entgegengehe. In der nächsten Pause waren beide Pfarrer von vielen umringt.
> Meine beiden Berichterstatter sagten mir: ›Brauchen wir dazu das Zungenreden, um einige Bibelworte zu hören, die wir viel besser in der Bibel nachlesen können?‹ Der andere Berichterstatter meinte: ›Der zungenredende Pfarrer machte nicht gerade einen guten Eindruck, als er in der Pause eine Zigarette nach der anderen anzündete.‹ Er empfand das Zungenreden zusammen mit dem Kettenrauchen als stilwidrig.«[4]

3. Rauchen und Gesundheit

3.1 Rauchgewohnheiten

Die verschiedenen Gruppen von Menschen rauchen Zigaretten aus unterschiedlichen Beweggründen:[5]

a) Gewohnheitsmäßige rauchen, weil es Zigaretten gibt. Jugendliche rauchen, um so erwachsen zu wirken. Viele Frauen betrachten das Rauchen als einen Ausdruck ihrer Emanzipation. Je niedriger der Ausbildungsgrad ist, um so größer ist die Neigung zum Tabakkonsum.
b) Abhängige rauchen, um das zwanghafte Bedürfnis zu befriedigen, das Entzugserscheinungen hervorrufen.
c) Oftmals wird stark geraucht, um Negativ-Affekte, wie Spannung, Angst, Ärger und Aggression, in schwierigen Lagen zu dämpfen, da hohe Nikotindosen in Streßsituationen beruhigend wirken.
d) Bestimmte Personen versuchen auch, die appetithemmende und gewichtsvermindernde Wirkung des Rauchens auszunutzen.
e) Viele rauchen auch um der anregenden Wirkung willen, die niedrige Nikotindosen auf die Hirntätigkeit ausüben. Manche rauchen auch nur, um etwas im Mund zu haben.

Der Weg von der ersten Zigarette bis zum abhängigen Rauchen. Der obere Teil der Grafik zeigt, welche Faktoren den Menschen zum Raucher werden lassen. Der untere Teil zeigt, welche Faktoren den Menschen vom Rauchen abhalten könnten (nach R. Stepney). (Aus: K. Opitz, Umschau 83, [1983)], S. 677)

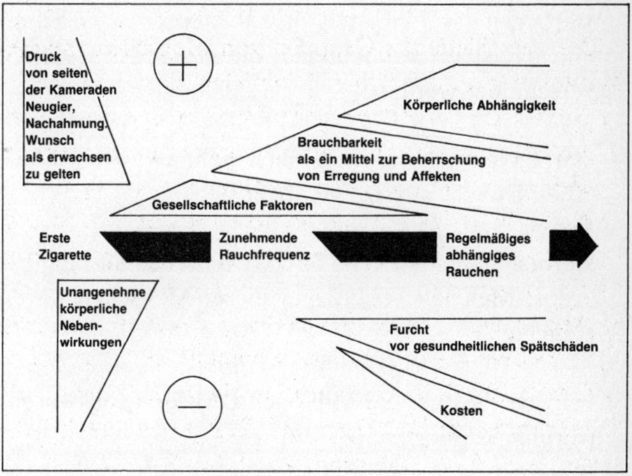

In der Bundesrepublik Deutschland

- bezeichnen sich 29 Prozent der 12- bis 17jährigen als ständige Raucher.
- rauchen 36 Prozent aller Schüler gelegentlich oder regelmäßig.
- rauchen etwa 43 Prozent der Erwachsenen.
- werden pro Einwohner im Jahr mehr als 2000 Zigaretten geraucht.

- sind von den Menschen, die an Verschlußkrankheiten der Schlagadern leiden, etwa 90 Prozent Raucher.

- müssen jedes Jahr etwa 20000 Amputationen wegen Durchblutungsstörungen vorgenommen werden.

- sterben jedes Jahr etwa 40000 Menschen an Herz- und Kreislauferkrankungen, die durch das Rauchen verschuldet werden.

- sterben jährlich wahrscheinlich mehr als 140000 Menschen früher, weil sie geraucht haben.

- sterben jedes Jahr etwa 25000 Menschen an Lungenkrebs. Mehr als 90 Prozent dieser Menschen waren Raucher.

- wurden 1981 ca. 233 Millionen DM für Tabakwarenwerbung ausgegeben.

(Aus: H. Feser, B. Kohler, W. Rehm: Zigaretten, Rauchen – Dokumentation, Süddt. Verlagsgesellschaft, Ulm, 1984, S. 1.)

Neue Zahlen über den europäischen Raucher

Nach einer Studie über die Entwicklung des Rauchverhaltens in den Mitgliedstaaten der EG in den Jahren 1970 bis 1979, die auf Initiative der Europäischen Kommission erstellt wurde, gab es 1979 im Europa der »Neun« insgesamt 85,4 Millionen Raucher. Das entspricht einem Anteil von 42 Prozent an der Bevölkerung von 15 Jahren und älter. Offensichtlich haben die Anti-Tabak-Kampagnen einen gewissen Erfolg gebracht: 1979 gab es 5,7 Mio. Raucher weniger als 1970 (d. h. eine Abnahme von 5,8%).

Doch dieser Rückgang gibt keinen Grund zum Frohlocken: Denn der Gesamtverbrauch an Zigaretten ist seit 1960 ständig gestiegen. 1979 wurden in Europa rund 564 Milliarden Glimmstengel verraucht, das sind 186 Milliarden mehr als 1960 und 68 Milliarden mehr als 1970. Zwar hat die Zahl der Raucher abgenommen, doch demgegenüber haben die Zigarettensüchtigen ihre Tagesration gesteigert: 1960 rauchten sie im Durchschnitt 13 bis 14 Zigaretten pro Tag, 1970 waren es 16, und 1979 lag die Tagesration bereits bei 20 Zigaretten.

Quelle: Eurofocus 27/83. (Aus: Opitz [1983], S. 677)

3.2 Gift- und Schadstoffe im Tabakrauch

Nikotin, ein süchtigmachendes, starkes Nervengift

Von den Tabakrauchbestandteilen macht vor allem das Alkaloid Nikotin, das zu 30% in den Rauch gelangt, viele Zigarettenraucher abhängig.[6] In die Blutbahn eines Nichtrauchers gespritzt, wirken etwa 50 mg Nikotin bereits tödlich. Starke Raucher inhalieren oftmals mehr als die tödliche Dosis. Direkt erkennbare Vergiftungserscheinungen unterbleiben jedoch, weil die Aufnahme, über den ganzen Tag verteilt, in vielen Einzeldosen erfolgt.

Als starkes Nervengift kann Nikotin übrigens auch als Insektenvertilgungsmittel erfolgreich verwendet werden.

Nikotinarme und Filter-Zigaretten sowie sogenannte

»entschärfte« Zigaretten stellen keine wirkliche Lösung des Nikotinsuchtproblems dar, weil diese »Leicht«-Zigaretten – unbewußt geraucht – den abhängigen Raucher tiefer inhalieren und/oder mehr rauchen lassen.[7]

Krebserzeugende Stoffe (Karzinogene)

Mindestens 17 verschiedene Substanzen im Tabakteer bzw. in Verbrennungsprodukten von Zigarettenpapieren können langfristig Karzinome in verschiedenen Bereichen auslösen. Zu diesen toxischen Stoffen gehören: aromatische Kohlenwasserstoffe, heterozyklische Verbindungen, Nitrosamine, Arsen- und Cadmiumverbindungen sowie radioaktive Stoffe.

Schleimhautreizende Substanzen

Hier sind zu nennen: Aldehyde, Phenole, Säuren, Ammoniak und Blausäureverbindungen.

Gase, die Sauerstoffaufnahme und -transport vermindern

Bei unvollständiger Verbrennung entstehen Kohlenmonoxid[8] und Stickoxide. Durch Einatmung derselben wird die Transportfähigkeit des Blutes für den lebensnotwendigen Sauerstoff verringert. Die körperliche Leistungsfähigkeit wird hierdurch stark herabgesetzt (nicht nur bei Sportlern).

3.3 Gesundheitsschädigungen[9]

Schon in früheren Zeiten wurde festgestellt, daß Rauchen der Gesundheit keineswegs zuträglich ist. Aber erst in den letzten Jahrzehnten ist durch neue wissenschaftliche Forschungsergebnisse und Erkenntnisse das volle Ausmaß der Gesundheitsschädigungen infolge aktiven, aber auch passiven Rauchens bekanntgeworden.

3.3.1 Rauchen verursacht lebensverkürzende Erkrankungen

Die Gift- und Schadstoff-Wirkungen des Rauchens sind aufgrund zahlreicher toxischer Substanzen vielfältig und komplex. Starker fortwährender Tabakkonsum führt bei Rauchern langfristig zu chronischen Vergiftungserscheinungen, die vornehmlich in Schädigungen an folgenden Organen sichtbar werden:

a) Chronische Lungen-Erkrankungen, wie Raucherkatarrh, Bronchitis, Lungenblähung, Reizhusten, mit solchen negativen Folgen wie Herzbelastung und Sauerstoffunterversorgung.

b) Gefäßschädigungen in Form von Durchblutungsstörungen:
   - der Herzkranzgefäße, mit der Folge des Herzinfarkts bzw. des Gehirnschlags, und
   - der Unterschenkelarterien, mit der Folge des sogenannten Raucherbeins.

c) Krebserkrankungen, vor allem von der Lunge, aber auch von: Lippen, Rachen, Kehlkopf, Speiseröhre, Magen, Bauchspeicheldrüse, Nieren und Harnblase sowie dem Gebärmutterhals bei Frauen.

d) Magen- und Zwölffingerdarmgeschwüre.
e) Schädigungen der Geschlechtsfunktionen, vor allem bei Frauen.
f) Negative Beeinträchtigungen des Nervensystems, des Seh- und Hörvermögens sowie der Geschmacksempfindungen.
g) Schädigung der Zellatmung mit der Folge von Kindesmißbildungen und Fehlgeburten (näheres siehe Kap. 3.3.4).

3.3.2 Rauchen bedeutet Selbstmord auf Raten

Starke Raucher mit einem Konsum von mehr als 20 Zigaretten pro Tag vermindern ihr Leben durchschnittlich um mehr als 8 Jahre. Je eher angefangen, je häufiger und je öfter »auf Lunge« geraucht wurde, um so früher muß der Raucher mit seinem Tod rechnen.

Tabakrauch enthält 200 bis 500 Millionen feinste Festpartikel pro ml. Bei Inhalation von täglich 20 Zigaretten werden während eines Zeitraums von 20 Jahren etwa 6 kg Staub, darunter 2 kg Teer, in die Lunge verfrachtet.

Werden zugleich auch noch erhöhte Mengen an Luftschadstoffen (wie sie vor allem in Ballungsgebieten durch Verkehr, Industrie und Energieversorgung auftreten) mit eingeatmet, steigt begreiflicherweise das Lungenkrebsrisiko beachtlich an.[10] In ihrer Drucksache 7/2070 schätzt die Bundesregierung die Anzahl der Bundesbürger, die jährlich aufgrund ihres Rauchens sterben, auf 140000. Hinzuzuzählen sind noch 100000 Fälle von Frühinvalidität pro Jahr.

Es ist erschreckend, zu erkennen, wie in den letzten Jahren – trotz Propaganda gegen den Nikotingenuß – die

Zahl der rauchenden Frauen beständig zunimmt, mit entsprechender Steigerung der Anzahl der Todesfälle durch Lungenkrebs.[11] Daß immer mehr Frauen rauchen, ist offensichtlich ein trauriger »Erfolg« der Strategie der Zigarettenwerbung, die in Anzeigenkampagnen das »Leichtrauchen« durch junge, fröhliche und augenscheinlich kerngesunde Frauen überall öffentlich präsentiert.[12]

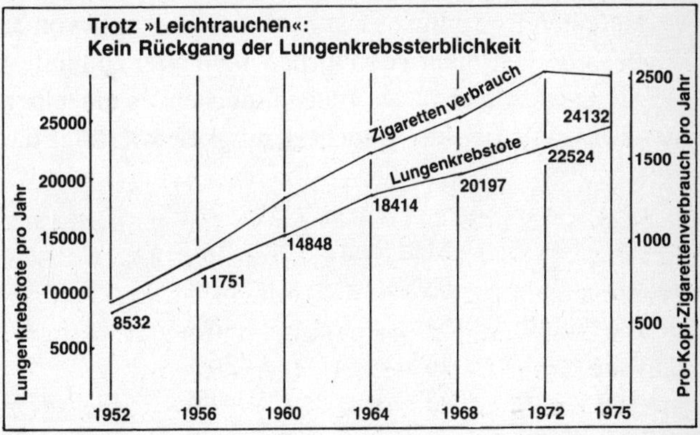

Das Rauchen, besonders das Zigarettenrauchen, ist mit Abstand – zu etwa 90 % – die wichtigste Ursache für Lungenkrebs. Somit dürfte die auffallende Parallelität zwischen der Zigaretten-pro-Kopf-Kurve und der Kurve der Lungenkrebssterblichkeit in der Bundesrepublik Deutschland – nach Zahlen des Statistischen Bundesamts in Wiesbaden – nicht zufällig sein. Wäre das »Leichtrauchen« tatsächlich weniger gefährlich als das Rauchen filterloser Zigaretten, müßte sich die Kurve der Lungenkrebssterblichkeit im letzten Jahrzehnt zumindest etwas abgeflacht haben – doch das ist nicht der Fall.
(Aus: F. Schmidt, Bild der Wissenschaft 4/1979, S. 103)

Wenn Frauen rauchen und außerdem noch die Empfängnisverhütungspille nehmen, ist die Wahrscheinlichkeit eines Todes durch Kreislauf-Erkrankungen zehnmal so groß als bei denen, die weder rauchen noch die Pille verwenden. Raucherinnen sind häufiger unfruchtbar. Die Wechseljahre treten bei ihnen meist früher ein.[13] Für Mädchen, die ab 16 Jahren täglich 20 Zigaretten rauchen, besteht nach 12 Jahren ein sehr hohes Risiko, an Gebärmutterhalskrebs zu erkranken.[14]

Aus einer Studie der Weltgesundheitsbehörde über das Rauchen Jugendlicher[15] geht hervor, daß in 14 von 22 Ländern 16- bis 18jährige Mädchen mehr oder zumindest gleichviel wie gleichaltrige Jungen rauchen. In einzelnen Ländern stellt sich die Raucherhäufigkeit wie folgt dar (Stand 1982):

	Mädchen	Jungen
Italien	55%	51%
Griechenland	54%	46%
Schweiz	46%	36%
Belgien	45%	44%
Frankreich	43%	43%
Dänemark	42%	34%
BR Deutschland	40%	40%
Niederlande	30%	27%
USA	19%	16%

Nur in Ländern, in denen intensive Aufklärungsarbeit über die Schädlichkeit des Rauchens betrieben wird, wie in den USA, Kanada und Schweden, sind rückläufige Raucherzahlen zu verzeichnen.

Nachweislich wirkt auf Jugendliche die in der Zigarettenwerbung hergestellte (unwahre) Verbindung von Rauchen, sportlichem Leben und Individualismus besonders verführerisch.

Kindern wird der Einstieg ins Rauchen durch Filterzigaretten sehr erleichtert, weil die bei den ersten Raucherfahrungen auftretende Übelkeit ausbleibt. Unter elfjährigen Kindern in Großbritannien haben mehr als die Hälfte der Jungen und 40% der Mädchen bei passender Gelegenheit zumindest einmal eine Zigarette zu rauchen versucht.[16]

3.3.3 Raucher sind erhöht krankheitsanfällig

Infolge der dauernden Vergiftung des Körpers mit Tabakrauch nimmt die Krankheitsanfälligkeit bedeutend zu. Raucher sind viel, viel häufiger bettlägerig in ihrem Leben als Nichtraucher. Rauchen ist deshalb keineswegs ein Vergnügen, sondern bedeutet Einbußen an Lebensfreude. Außerdem muß die Allgemeinheit zur Milderung von Schädigungen durch Rauchen allein in der Bundesrepublik Deutschland über 30 Millionen DM pro Jahr aufbringen. Vorbeugende Maßnahmen erscheinen deshalb äußerst sinnvoll und notwendig, besonders auch im Hinblick auf die Solidargemeinschaft aller Versicherten, in der die Gesunden die hohen Behandlungskosten der durch Rauchen verursachten Krankheiten mittragen müssen. Die zunehmenden Rauchererkrankungen tragen zu der sogenannten Kostenexplosion im Gesundheitswesen nicht unwesentlich bei.

Auch der Volkswirtschaft entstehen beachtliche Verluste. Nach Schätzungen gehen beispielsweise in Großbritannien 50 Millionen Arbeitsstunden pro Jahr durch vom Rauchen verursachte Krankheiten verloren.[17]

3.3.4 Raucher gefährden ihre Nachkommenschaft[18]

Aus zahlreichen Untersuchungen weiß man heute mit Sicherheit, daß infolge Schädigung der Zellatmung

a) rauchende Mütter vielfach Risikokinder zur Welt bringen und
b) rauchende Väter oft Schuld am Tode des Babys sind (Frühgeburt).

Ein Kind im Mutterleib raucht mit. Das Neugeborene ist oft untergewichtig und gefährdet. Die perinatale Sterblichkeit der Kinder ist bei starken Raucherinnen ebenfalls heraufgesetzt, aber nicht nur bei letzteren, sondern auch bei denen von Männern mit regelmäßigem Verbrauch von zehn und mehr Zigaretten. Kinder von stark rauchenden Vätern sterben auch dann im höheren Ausmaß, wenn die Mutter Nichtraucherin ist. Viele Hinweise liegen dafür vor, daß hoher Zigarettenkonsum von Vätern auch zu schweren Mißbildungen bei Kindern führen kann (infolge von Schädigungen der Spermiogenese).

Das Nikotin geht bei rauchenden Müttern auch in die Muttermilch über.

3.3.5 Raucher beeinträchtigen die Gesundheit ihrer nichtrauchenden Mitmenschen

Rauchen ist mit Abstand die schwerwiegendste Luftverschmutzung. Im Zigarettenrauch sind 10000fach mehr winzige lungenaufnehmbare Schmutzteilchen enthalten als in gleichen Luftmengen an gefährdeten Arbeitsplätzen der Industrie oder an Verkehrsknotenpunkten von Großstädten.

Der weitaus größte Teil der giftigen Stoffe des Zigarettenrauchs wird nicht vom Raucher selbst aktiv aufgenommen, sondern belastet die Umgebungsluft. Vor allem in Innenräumen belästigt und gefährdet er so die Nichtraucher, die gezwungenermaßen zu sogenannten Passivrauchern werden.

Eine Untersuchung, die über 20 Jahre lief und verschiedene Meßgruppen aus 2100 Erwachsenen umfaßte, ergab, daß mehr oder weniger zu passivem Rauchen genötigte Nichtraucher beim Lungentest Werte aufwiesen, die denen von Rauchern mit einem Verbrauch von elf Zigaretten täglich entsprachen.[19]

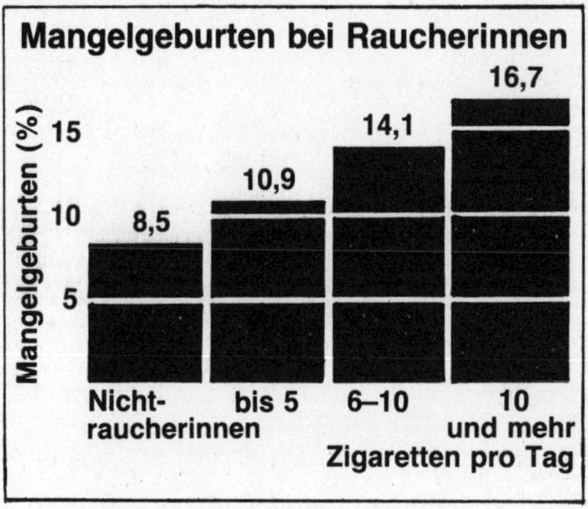

Raucht eine werdende Mutter, bekommt sie meist ein untergewichtiges und gefährdetes Baby – von Kinderärzten als »Mangelgeburt« bezeichnet. Starke Raucherinnen (zehn und mehr Zigaretten täglich) bringen doppelt soviel Mangelbabys zur Welt wie Nichtraucherinnen (nach K. H. Degenhardt, Bild der Wissenschaft, 14. 2. [1977], S. 52).

Passives Rauchen kann unangenehme und akute Auswirkungen auf die Atemwege und Augen haben. Wenn Eltern, vor allem die Mütter, rauchen, sind Kleinkinder im ersten Lebensjahr besonders gefährdet, da hier Bronchitis und Lungenentzündung häufiger auftreten. Passivrauchen verschlimmert darüber hinaus die Symptome und den Verlauf chronischer Bronchitiden und Emphyseme (Lungenblähungen) bei Personen, die nicht mehr rauchen. Die durch starkes Passivrauchen aufgenommene Dosis reicht aus, das Risiko einer Erkrankung der Herzkranzgefäße und das Lungenkrebs-Risiko zu erhöhen.[20]

Bestandteil	Eingeatmete Dosis (mg)	
	Raucher (pro Zigarette)	Passivraucher (pro h)
Gase		
Kohlenmonoxyd	18,4	9,2
Stickoxyd	0,3	0,2
Aldehyde	0,8	0,2
Zyanid	0,2	0,005
Akrolein	0,1	0,01
Festflüssige Stoffe		
Insgesamt	25,3	2,3
Nikotin	2,1	0,04

Tabelle 1: Dosis verschiedener vom Raucher und Passivraucher eingeatmeter Rauchbestandteile (nach G. Rose, Dtsch. Ärzteblatt 79 [1982], S. 30–32).

In Familien werden Kinder aufgrund der Suchtgebundenheit eines oder beider Elternteile zwangsläufig, nach dem Prinzip: Mitgefangen – mitgehangen, zu Mitrauchern. Vielfach werden hier schon die Grundsteine für spätere schwerwiegende Erkrankungen gelegt. Die Kinder nichtrauchender Eltern leiden z. B. wesentlich seltener an akuten Entzündungen der Atemwege als die Kinder rauchender Eltern. Wenn Eltern wirklich nachdenken würden über das, was sie da anrichten können, sie würden nicht rauchen!

Es ist unbedingt notwendig, daß es in das Bewußtsein aller eingeht: Nichtrauchen ist aktiver Umweltschutz, nicht nur für sich selber, sondern auch für andere.

4. Rauchende Christen: einige geistliche Gesichtspunkte

4.1 Rauchen in bezug auf den Leib

Gott ist der Geber unseres Körpers. Wir haben Grund zu großer Dankbarkeit für dieses Wunderwerk der Schöpfung. Wir werden von Gott in seinem Wort immer wieder angehalten, diese Gabe nicht mutwillig zu verderben. Mit Atmen und Trinken fängt das Leben an. Wer aber an die Zigarette gebunden ist, muß giftigen Rauch statt reiner Luft einatmen. Er muß tun, was er eigentlich nicht will, denn er ist süchtig geworden. Dasselbe gilt vom Alkohol, der Leib und Seele zerstört, dazu oft die ganze Familie.

Von diesen Süchten kann *jeder* frei werden, der uneingeschränkt seine Zuflucht zu Jesus Christus nimmt (Joh 8,36). Allerdings kostet es oft einen harten Kampf, bei dem auch der ganze Wille des Menschen erforderlich ist (1 Kor 9,27) und der um so schwerer wird, je länger man der Sucht gedient hat.

Denken wir eigentlich daran, daß unser Leib eine große Zukunft hat? Der vergängliche Erdenleib wird einmal ins Grab gelegt. Dort bleibt er aber nicht auf Dauer (1 Kor 15,21). Eine Umwandlung von Fleisch zu Geist nimmt bereits im irdischen Leben eines Christen ihren Anfang und endet mit der Auferstehung. Zu diesem Verwandlungsvorgang brauchen wir unsere Lebenszeit.

Allen Christen, die rauchen, sollte zu denken geben, was Paulus den Korinthern schrieb:

»Wißt ihr nicht, daß euer Leib ein Tempel des Heiligen Geistes ist, der in euch wohnt und den ihr von Gott habt, und daß ihr nicht euch selbst gehört? Denn ihr seid teuer erkauft; darum preist Gott mit eurem Leibe« (1 Kor 6,19–20).

Es ist hinlänglich bekannt, daß nach der statistischen Wahrscheinlichkeit 50000 bis 100000 unserer jetzt lebenden Mitmenschen aus Unvernunft und Gleichgültigkeit an Lungenkrebs sterben werden. (Jeder sechste Zigarettenraucher stirbt an Lungenkrebs!) Wenn ich als Christ rauche, übergehe ich bewußt sowohl die eindeutigen Tatsachen der gesundheitsschädigenden Auswirkungen als auch richtungweisende Worte der Heiligen Schrift. Dies bedeutet: Ein rauchender Christ setzt seinen Leib, der ein Tempel des Heiligen Geistes *ist*, vorsätzlich schwersten Krankheiten und vorzeitigem Sterben aus.

Sollte dies dem tabakkonsumierenden Christen nicht sehr zu denken geben? Sollten ihn diese Fakten nicht bewegen, das Rauchen bewußt und konsequent aufzugeben?

Als Christen haben wir nicht nur die schädigenden Einflüsse, die unseren Glauben bedrohen, mit aller Kraft abzuwehren, sondern auch die, welche unseren Leib und unser Leben bedrohen und zerstören.

4.2 Rauchen in bezug auf das geistliche Leben

Unser Leib ist ein Tempel Gottes (1 Kor 3,16). Wie jeder echte Tempel ist er eine Stätte der *Verkündigung* von Gottes Wort, der Frohen Botschaft vom gekreuzigten, auferstandenen und wiederkommenden Herrn.

Wenn man uns diese gute Nachricht aber abnehmen soll, muß das Wesen der Botschafter mit ihr übereinstimmen; anderenfalls wirkt sie unglaubwürdig.

Kann da ein Glimmstengel-versklavter Christ ein wirklich glaubhafter Zeuge des Heilands sein, der alle Stricke der Sünde, des Todes und des Teufels für uns zerriß?

Der Tempel Gottes, unser Leib, ist auch eine Stätte, an der *Opfer* gebracht werden. Nur in dem Maße, wie wir bereit sind, unsere Zeit und unsere Gaben auf Gottes Altar zu legen, wird unser Leib wirklich dieser Tempel sein. Wem sein Glaube viel wert ist, der wird auch viel dafür opfern und aufgeben, auch seine segenshemmenden Gewohnheiten und ichbezogenen Eigenarten, zu denen auch das Gelegenheitsrauchen gehören mag.

Unserem Herrn Jesus Christus war der Glaube alles wert. Er wurde zu einem ganzen Opfer, zu dem eigentlichen Opfer, von dem wir alle leben, ob wir es wahrhaben wollen oder nicht.

Unser Leib ist als Tempel zudem eine Stätte der *Anbetung* Gottes. Zur wirklichen Anbetung Gottes im Geist und in der Wahrheit (Joh 4,23) kann es nur kommen, wenn zuvor alles Störende, darunter auch unsere Nikotinsucht, unter das Kreuz Jesu abgelegt worden ist.

»Gottes Tempel seid ihr« (1 Kor 3,16) – das bedeutet: Der dreieinige Gott, der Vater, Jesus Christus und der Heilige Geist, will in uns Wohnung machen. Weist du, als rauchender Christ, in deinem Lebensgebäude dem lebendigen Gott, deinem Schöpfer, Erhalter und Erretter, nur ein kleines Dachstübchen zu, während du die großen Räume von Götzen, darunter dem Tyrannen Nikotinsucht, bewohnen läßt?

Gott erwartet in Langmut und Liebe, daß du freiwillig

und uneingeschränkt ihm die Verfügungsgewalt über *alle* deine Lebensräume überträgst! Er möchte dich mit seinem Geist ganz, und nicht teilweise, erfüllen, damit du etwas seiest zur Verherrlichung seines großen Namens! Der Heilige Geist möge dich bewegen, daß du Gott freiwillig diesen ihm allein zustehenden Raum gibst!

Die Bibel nennt dies Heiligung. Und sie sagt von ihr: »Trachtet nach der Heiligung, ohne die niemand den Herrn sehen wird!« (Hebr 12,14b).

Bei jeder Gebundenheit, auch der an Nikotin, handelt es sich also um eine äußerst ernste Angelegenheit, die sich nicht beschönigen läßt und deren Bereinigung keinen Aufschub verträgt! Laß dich von Jesus befreien! Und zwar sobald wie irgend möglich! »Wenn ihr doch heute auf seine Stimme hören wolltet: Verstockt euer Herz nicht!« (Ps 95,7).

4.3 Rauchen in bezug auf Mitmenschen und Zeugnis

4.3.1 Rauchen – eine Mißachtung des Gebots der Nächstenliebe

Wenn ein dem Tabakkonsum ergebener Christ in Innenräumen seine Rauchwolken in die Luft bläst, belästigt und gefährdet er die Menschen seiner Umgebung, da sie die mit Tabakgiftstoffen verunreinigte Luft mit einatmen müssen und so ungewollt zu Passivrauchern werden (s. o. Kap. 3.3.5). Verträgt sich ein solches oft unbedachtes, aber dennoch rücksichtsloses Verhalten eines Christen mit den Weisungen in der Bibel? In der Heiligen Schrift steht:

a) »Du sollst deinen Nächsten lieben wie dich selbst« (3 Mo 19,18; Mt 5,43; 19,19; 22,39; Lk 10,27).
b) »Wer untadelig lebt und tut, was recht ist... wer seinem Nächsten nichts Böses tut« (Ps 15,2–3).
c) »Die Liebe tut dem Nächsten nichts Böses« (Röm 13,10).

In wie vielfältiger Weise werden hier rauchende Christen an ihren Familienangehörigen und anderen Menschen ihres Arbeits- und Lebenskreises schuldig!

Es handelt sich hier nicht um ein harmloses Kavaliersdelikt, sondern um eindeutigen Ungehorsam und damit um Sünde, für die ein Nikotingebundener einmal von Gott zur Rechenschaft gezogen wird, falls er sie nicht erkennt, bekennt und sich von Gott vergeben läßt.

4.3.2 Raucher lähmen ihre Glaubwürdigkeit als Christen

Zahlreiche Nachfolger Jesu haben das Rauchen mit Gottes Hilfe aufgegeben, weil ihnen durch Gottes Geist bewußt wurde, daß es ihnen in ihrem Dienst hinderlich war. Wenn ich als Christ eine Zigarette nach der anderen rauche, setze ich meine Glaubwürdigkeit und Zeugniskraft leichtfertig aufs Spiel. Wie leicht werden da suchende Menschen davon zurückgehalten, zu mir als Christen und dann auch zu Jesus Christus Vertrauen zu gewinnen.

Wie kann ich reden von der »herrlichen Freiheit der Kinder Gottes« (Röm 8,21) oder daß dort, wo der Geist des Herrn ist, Freiheit ist (2 Kor 3,17), oder daß wir als Christen »zur Freiheit berufen« sind (Gal 5,13), wenn meine eigene Gebundenheit als Christ so offenkundig zutage tritt? Wird dies nicht mit Recht von Nichtchristen als

Heuchelei empfunden? Werden Ungläubige nicht zu Recht sagen: »Wenn ich glauben soll, daß dieser Jesus wirklich von Sünden und Gebundenheit frei macht (Joh 8,36), dann liefere du mir erst einmal den Beweis hierfür, indem du dich von deiner Nikotinsucht befreien läßt!«

Bist du, lieber tabakkonsumierender Leser, der du vielleicht sogar vollzeitiger Verkündiger des Wortes Gottes bist, bereit, den Menschen deines Lebenskreises diesen Beweis zu liefern? Gott wartet vielleicht schon lange darauf, daß du eine der noch hartnäckig brennenden Kerzen deines alten Lebens, beispielsweise das Rauchen, mit Jesu Hilfe auslöschst, um fortan ein vertrauenswürdiger Zeuge Jesu zu sein! Dein Gehorsam, deine Selbstverleugnung und deine Hingabe an Jesus werden neue göttliche Segensströme für dich und andere auslösen (Joh 7,38).

Petrus schreibt: ». . . damit ihr Anteil bekommt an der göttlichen Natur, die ihr entronnen seid der verderblichen Begierde in der Welt« (2 Petr 1,4). Paulus sagt: »Ich bin mit Christus gekreuzigt. Ich lebe, doch nun nicht ich, sondern Christus lebt in mir« (Gal 2,19 f.).

Welch gewaltiges Potential an Zeugniskraft würde freigesetzt, wenn nikotinabhängige Christen mit Gottes Hilfe eine völlige Suchtbefreiung erlebten und dann als vollmächtige Zeugen das Evangelium weitersagten! Gott würde neuen geistlichen Aufbruch, ja Erweckung schenken! Tiefgehende Buße der Glaubenden und Erweckung stehen in unmittelbarem Zusammenhang.

4.3.3 Rauchende Christen rufen Ärgernis bei ihren Mitchristen hervor

Nikotinabhängige Christen können nicht nur Nichtchristen ein Hindernis sein, zum Glauben an Jesus Christus zu finden, sondern auch Glaubensanfängern ein Hemmnis sein, in der Nachfolge Jesu treu und gehorsam zu werden.

Sicherlich gibt es zahlreiche echte Christen, die Jesus liebhaben und doch rauchen, ohne selbst dabei Gewissenskonflikte zu haben. Aber haben sie die ausgesprochenen oder unausgesprochenen Gewissenskonflikte anderer, für die Jesus Christus auch starb, in Erwägung gezogen? Sind sie bereit, um der anderen Mitgeschwister am Leib Christi willen Verzichte auf sich zu nehmen? Auch wenn sich manche Christen einfach die Freiheit nehmen, zu rauchen, darf dies doch niemals zum negativen Anstoß für andere werden. Paulus, der Apostel Jesu Christi, warnt hier eindringlich: »Seht aber zu, daß diese eure Freiheit für die Schwachen nicht zum Anstoß wird ... Denn wenn ihr euch an den Brüdern versündigt und ihr schwaches Gewissen verletzt, so versündigt ihr euch an Christus ...« (1 Kor 8,9–13).

Als Christ darf ich mir nicht einfach selbstsüchtig Freiheiten einräumen, die auf Kosten der Liebe zu anderen Gliedern am Leibe Christi gehen. Glieder am gleichen Leib sollten aufeinander abgestimmt funktionieren und harmonisch zusammenwirken (1 Kor 12,12 bis 17; Eph 1,23; 2,16; 4,16; 5,23). Gläubige nehmen Rücksicht aufeinander und geben keinen Anstoß (Röm 14, 13–23).

Bist du bereit zu erkennen, lieber rauchender Bruder oder liebe rauchende Schwester, daß du dich durch dein

Rauchen – vielfach unbewußt – schuldig an den Glaubensgeschwistern deiner Gemeinde oder Gemeinschaft gemacht hast?

Der Psalmist bekennt in Ps 90,8: »Unsere Missetaten stellst du vor dich, unsere unerkannte Sünde ins Licht vor deinem Angesicht.« Laß dir von Gottes Wort den Spiegel vorhalten und werde bereit, aufrichtig mit Ps 19,12–13 zu beten:

»Auch läßt dein Knecht sich durch die Weisungen Gottes warnen. Wer auf sie achtet, bekommt reichen Lohn. Wer merkt sonst die unbewußten Sünden? Reinige mich von den verborgenen Fehlern!«

Von Paul Humburg (1878–1945), dem Präses der Rheinischen Bekenntnissynode, wird berichtet[21], daß er junge Kandidaten der Bekennenden Kirche mit dem Bibelwort ermahnte: »Reinigt euch, die ihr des Herrn Geräte tragt« (Jes 52,11). Er wies auf den unlösbaren Zusammenhang von Zucht und Vollmacht, von Heiligung und Furcht hin. Er sagte unter anderem: »Ihr lieben jungen Brüder, ich darf euch nicht verschweigen, daß mir die häßlichen gelben Finger nicht gefallen, die ich bei einigen von euch gesehen habe. Die rühren nicht von einer Zigarette her, sondern von vielen. Wenn ihr demnächst am Altar steht und Brot und Wein des Abendmahls austeilt – wollt ihr das mit solchen Fingern tun!? Zeigen diese nicht, daß ihr Gebundene des Nikotins seid? Ich will gar nicht das Rauchen in Bausch und Bogen zur Sünde stempeln. Aber das steht für mich fest: Leute, die des Herrn Geräte tragen, dürfen solche Finger nicht haben!«

Ohne gesetzliche Enge ließ er vor den jungen Vikaren die ganze heilige Verantwortung des Dienstes für Jesus aufleuchten. Man darf nicht anderen predigen und selber verwerflich werden!

4.3.4 Rauchende Christen sind schlechte Vorbilder

Wie die Erfahrung lehrt, werden viele rauchende Väter und Mütter ihren Kindern, Erzieher ihren Schülern, Vorgesetzte ihren Untergebenen zu schlechten Vorbildern, ja Verführern hinsichtlich des Leib und Seele gefährdenden Tabakkonsums. Wenn man sich vor Augen führt, daß Rauchen vielfach den »Einstieg« in eine mögliche Abhängigkeit von »exotischen« Drogen darstellt, wird die überaus große Verantwortung noch deutlicher sichtbar.

Als Christen sind wir für unseren Einfluß, den wir bewußt oder unbewußt auf andere ausüben, vor Gott voll verantwortlich. Gottes Wort mahnt uns: »Jeder von uns lebe so, daß er seinem Nächsten gefalle zum Guten und zur Erbauung« (Röm 15,2). Wenn nun das Rauchen eines Christen einen schlechten Einfluß auf andere ausübt, dann ist das eindeutig Sünde.

Wenn du, lieber rauchender Mitchrist, andere zum Rauchen verleitest, indem du durch deine Suchtgebundenheit laufend ein schlechtes Beispiel gibst, lädst du Sünde auf dich und unterdrückst den Heiligen Geist in deinem Leben! Du leistest – vielfach ungewollt – Handlangerdienste für den Widersacher Gottes, der gerade viele junge Menschen zu versklaven sucht.

4.3.5 Rauchende Christen »verpaffen« viel Geld

Ein aktiver Raucher setzt im Laufe der Zeit einen nicht unerheblichen Teil seines Vermögens in »blauen Dunst« um. Bei niedrigen Einkommensverhältnissen trägt dies oft zu Spannungen und Nöten in Ehen und Familien bei.

Kann ein Christ, der doch ein Haushalter Gottes sein sollte (Lk 12,42–48) und einen Platz in der Familie der Gotteskinder einnimmt, eine solche Geldverschwendung guten Gewissens mitmachen, wo überall dringend Geld benötigt wird, um das Evangelium anderen, die sonst ewig verlorengehen, bekanntzumachen oder äußere und innere Not zu lindern?

Gleichst du als nikotingebundener Christ nicht in gewisser Weise einem Verwalter, der sein anvertrautes Vermögen infolge seiner eigenen Suchtbefriedigung nicht voll »arbeiten« läßt? (Mt 25,14–30). Höre Jesu mahnende Worte (Lk 16,10–11): »Wer im Geringsten treu ist, der ist auch im Großen treu; und wer im Geringsten ungerecht ist, der ist auch im Großen ungerecht. Wenn ihr nun mit dem ungerechten Mammon (Geld, Vermögen) nicht treu seid, wer wird euch das wahre Gut anvertrauen?«

Der Tabakkonsum ist, wie übrigens viele sogenannte »Mitteldinge« (s. u. Kap. 5), schädlich. Er setzt dein Vermögen, einen finanziellen Beitrag für die Arbeit des Reiches Gottes zu leisten, oftmals mehr oder weniger stark herab. Allein schon diese Überlegung müßte einen wirklichen Jesus-Nachfolger bewegen, das Rauchen aufzugeben. Würden alle rauchenden Christen das Rauchen aufgeben und das dadurch eingesparte Geld in die Reichsgottesarbeit fließen, welch ein Segen würde sich daraus ergeben!

> »Gelassenheit im Verzicht ist eine Vorübung im Schenken und Mit-Teilen. Wer sich vor einem Verlust nicht fürchtet, der ist auch nicht verdrießlich beim Geben.«
> (Nach Q. S. F. Tertullian, um 200 n. Chr.)

4.3.6 Dienst an Süchtigen verlangt freie Christen

U. Eggers[22] weist darauf hin, daß sich heute Christen vielfach von Massenmedien manipulieren lassen. Wenn Drogen auch als Sensationsthema »out« sind, weil sie sich nicht mehr »verkaufen« lassen, so sieht die Realität doch ganz anders aus. Er schreibt unter anderem:

> »Eine verhängnisvolle Rolle, die die Medien hier spielen: Man hört und liest nichts mehr davon, als scheint das Problem erledigt. Aber das stimmt nicht. Im Gegenteil: die Öffentlichkeit muß feststellen, daß sich die Rauschgiftszene verfestigt hat. Das gilt nicht nur für ›exotische‹ Rauschgifte, sondern auch bei den ›bürgerlichen‹, Alkohol und Nikotin.
> Süchtige als Aufgabe für die Gemeinde? Interessiert nicht mehr. Dabei will Gott von Bindungen freimachen, dabei hätten Christen eine echte Hilfe anzubieten und meinen sogar, selber befreit worden zu sein. Warum dann diese Untätigkeit? Unterliegen Christen in ihren Aktivitäten also ganz den Modetrends, sind sie abhängig von Medien, die eben gerade ganz andere Themen aktuell erscheinen lassen? Oder sind sie in bezug auf Abhängigkeiten gar selber nicht so arg konsequent?
> Zwar sind ja für Christen die ›Edeldrogen‹, wie Rauchen und Alkohol, auch nur bedingt hof- (oder ›gemeinde‹-)fähig, aber in diesen, glücklicherweise zwielichtigen Status läßt man sich dann auch kaum hineinreden.
> ›Wir müssen ja nicht‹, ›Wir können jederzeit

aufhören‹, diese Sprüche kennt man auch in der anderen Szene.
Und dann sollte sich keiner trauen, die mangelnde Konsequenz der Christen einmal anzugreifen oder sogar darauf hinzuweisen, daß Rauchen zum Beispiel anerkannt gesundheitsschädlich ist, dann erntet er vor der Hand vielleicht manchmal betroffenes Schweigen, dahinter aber eifrige Lästerei und die Einordnung in die gesetzliche Schublade. Denn nicht zu rauchen, ist ja immerhin nicht heilsnotwendig, und in den Himmel kommt man sicher auch so. Im übrigen ist man natürlich gegen Bindungen, aber doch bitte nicht so konkret! Vielleicht sollten wir neu überlegen, was Christus und die Gemeinde für Abhängige tun können. Das Drogenproblem steht vor der Tür (vielleicht hören wir das Klopfen nicht mehr). Und vielleicht sollten wir selber etwas konsequenter sein . . . oder?«

4.4 Nikotinsucht und satanische Gebundenheit

Der bekannte Nervenarzt und erfahrene Seelsorger Dr. Alfred Lechler schreibt in seinem Buch: »Der Dämon im Menschen«[23]:

> »Die einfache Versuchung zur Sünde genügt Satan nicht. Denn der Mensch kann die Versuchung abwehren und den teuflischen Angriff zunichte machen. Deshalb ist es Satans Bestreben, den Menschen ganz in seinen Bann zu schlagen und sich untertänig zu machen. Dies erreicht Satan,

indem er dem Menschen die Sünde so begehrenswert hinstellt, daß er sich mit Leidenschaft ihr hingibt und bewußt in ihr verharrt. Wenn er aber an der Sünde Gefallen findet und keine Vergebung mehr sucht, verstrickt er sich immer mehr in Schuld.« (s. 26f.)

»Die Gebundenen Satans fallen unweigerlich auch den *Süchten* zum Opfer. Satan benützt die zahlreichen schlechten Gewohnheiten der Menschen, um sie in Leidenschaften zu verwandeln. Nicht nur der *Alkohol* und das *Nikotin*, sondern auch zahlreiche andere *Rauschgifte* und *Medikamente*, die im Geheimen verbreitet werden, sind für Satan willkommenes Mittel, dem Menschen Schaden zuzufügen. In erster Linie aber gebraucht Satan die Sucht, um Menschen an sich zu ketten; denn sie macht den Süchtigen geradezu unfähig, sich Gott auszuliefern, wie sie auch ein schon bestehendes Verhältnis zu Gott stört.« (S. 28f.)

»Satan bindet aber nicht nur direkt den Menschen an sich, sondern er kann ihn auch durch seine Untertanen binden lassen. So benützt er die ihm hörig gewordenen Menchen, um andere zum Bösen zu *verführen*.« (S. 32)

Wie erschreckend ist es, wenn stark rauchende Väter und Mütter ihre eigenen Kinder verführen, so daß diese ebenfalls zu Nikotinsuchtabhängigen und nachfolgend vielleicht sogar zu Süchtigen von noch weit gefährlicheren Rauschmitteln werden!

Bekannt ist auch, daß in Rehabilitationszentren für Suchtkranke, in denen das Rauchen erlaubt ist, Patienten von Alkohol und Drogen auf Nikotin umsteigen und dabei täglich mühelos 80–100 Zigaretten rauchen.[24] Solche auf das Suchtmittel Nikotin ausgewichenen Menschen sind erfahrungsgemäß besonders hart gebunden. Es kann hier in Extremfällen zu regelrechten Suchtbesessenheiten kommen (vgl. Jesu Worte in Mt 12,43–45; Lk 11,24–26).

4.5 Nikotinverzicht im Hinblick auf mögliche Verfolgungszeiten

Bei Betrachtung der heutigen, sich immer mehr verdichtenden endzeitlichen Weltlage erscheint es dringend erforderlich, daß sich Christen im Westen schon jetzt in der Vorbereitung auf hereinbrechende Verfolgungszeiten einüben.[25]

Zu dem notwendigen Leben in Alarmbereitschaft gehört heute bereits ein maßvoller, von Selbstbeherrschung gekennzeichneter Lebensstil des Christen (Tit 2,6). Da wir als Christen auf dieser Welt nur Gäste und Fremde sind, müssen wir die Dinge dieser Welt besonnen und leidenschaftslos, mit gesundem Verstand und klug betrachten. Die Bibel sagt: »Die reich werden wollen, die fallen in Versuchung und Verstrickung und in viele törichte und schädliche Begierden, welche die Menschen versinken lassen in Verderben und Verdammnis« (1 Tim 6,9).

Wir sollten daher als Christen in der vor uns liegenden kritischen Zeit bis zur Wiederkunft Jesu die Fähigkeit zur Selbstbeschränkung nicht verkümmern lassen, um die erforderliche innere Freiheit, Gelassenheit und Freude zu gewinnen bzw. zu behalten.

Zum Umdenken und zur Änderung des Lebensstils gehört es, schon jetzt allen hindernden Ballast abzuwerfen. Dazu zählt mit Sicherheit für Christen neben anderen Gebundenheiten das versklavende, süchtige Gewohnheitsrauchen. Denn Enthaltsamkeit stärkt – wie die Geschichte der Christenverfolgungen bis in unsere Tage immer wieder zeigt – die Standhaftigkeit in Verfolgungszeiten ganz erheblich (2 Petr 1,6).

Ein solches einfacheres Leben als Christen, das jetzt schon zu trainieren wäre, sollte in Freude und Dankbarkeit, aber ohne Gesetzlichkeit geführt werden. Es sollte weitestgehend orientiert sein an dem zeugnishaften und vorbildlichen Leben unserer Mitbrüder und Mitschwestern, die gegenwärtig in der Welt Verfolgung um Jesu willen erleiden.

5. Rauchen – nur ein harmloses »Mitteldings«?

5.1 Was versteht man unter »Mitteldingen«?

Zwischen »Werken des Fleisches« (Gal 5,19–21) und »Früchten des Geistes« (Gal 5,22) gibt es zahlreiche »Mitteldinge« im Leben (griechisch: adiáphora), die an sich weder gut noch böse sind, die aber auf Menschen eine unheimliche Macht ausüben *können*, wenn der Mensch sich ihnen bedenkenlos aussetzt oder Mißbrauch mit ihnen treibt. Zu diesen Mitteldingen zählt man z. B. Genußmittel wie Tabak, Alkohol, Süßigkeiten, üppiges Essen, Kleiderluxus, Schmuck, (Schund-)Romane, Spiele, Fernsehen, Kino, Theater, Sport, Musik, Tanzen, Ferienreisen, Sammlungen, Hobbys, Geselligkeiten, Freundschaften, Feiern im Kollegen- und Familienkreis, Verhalten zum anderen Geschlecht, Besitz und alles anvertraute Gut, Geldausgeben, Verwendung unserer Zeit, Arbeitskraft und anderer Gaben (nach P. Müller)[26].

Die Bibel erwähnt zwar von Tabak und Nikotin nichts. Als Jesus auf der Erde lebte und auch später, als die Schriften des Neuen Testaments geschrieben wurden, war der Tabak in den Ländern des Mittelmeerraumes noch unbekannt. Erst durch die Entdeckung Amerikas und die Berührung mit den dort lebenden Indianern kam der Tabak und die Gewohnheit des Rauchens nach Europa. Dieser Sachverhalt läßt sich aber keineswegs dahin deuten, daß der Tabakkonsum für einen Christen ungefährlich sei. Das käme einem törichten Vogel-Strauß-Verhalten gleich!

5.2 Verhalten gegenüber »Mitteldingen«

Dr. Paul Müller weist darauf hin, daß die Bibel zur rechten Haltung gegenüber Mitteldingen keine Einzelvorschriften gibt, wohl aber beherzigenswerte Leitlinien:[27]

> »1. Mitteldinge sind an sich keine Sünde. Sie werden es aber, wenn sie das Gewissen verletzen oder die Zeit beanspruchen, die Gott gehört (Röm 14,20).
> 2. Die einzelnen Christen bewegen sich in verschiedenen Kreisen, die näher oder weiter von dem Mittelpunkt Jesus Christus entfernt sind. Je nach dieser Entfernung ist die Haltung zu den Mitteldingen verschieden. Bewegst du dich zum Mittelpunkt hin oder von ihm weg? (Jak 4,8).
> 3. Die scheinbar harmlosen Dinge werden oft zu Fesseln und Süchten. Sie stehen unter der Herrschaft des Fürsten dieser Welt. Wer dem Teufel den kleinen Finger bietet, dem nimmt er die ganze Hand. Wer ohne Notwendigkeit am Abgrund entlanggeht, wird eines Tages abstürzen.
> 4. Das Leben des Christen ist eine Gratwanderung. Auf der einen Seite droht das Abgleiten in Lässigkeit, Gleichgültigkeit und Weltförmigkeit (Röm 12,11); auf der anderen Seite in Gesetzlichkeit, Engherzigkeit und Richtgeist (Tit 1,15).
> 5. Der Christ hat das Gewissen des anderen zu schonen (1 Kor 10,25.27.28) und soll kein Är-

gernis geben (Röm 14,1.13.15.21; 1 Kor 10,32). Wer nicht bereit ist, um des schwachen Bruders willen auf manches zu verzichten, handelt nicht im Sinn Jesu.

6. Im eigenen Leben gilt: Wofür man beten und danken kann, das ist in Ordnung (Röm 14,6; 1 Kor 10,30). Werdet wie die Kinder! (Mt 18,3).

7. Vollmacht im Überwinden dunkler Mächte gibt es nur durch Fasten und Beten (Mt 17,21), also durch freiwilligen Verzicht auf erlaubte Dinge, die uns möglich wären. Ohne Selbstverleugnung (Mt 16,24) und ohne Zucht befindet man sich eben nicht in der Nachfolge Jesu.

8. Paulus sagt aus seinem Leben: Was mir Gewinn war, habe ich um Christi willen für Schaden geachtet (Phil 3,7).

9. Einmal wird Gott auch über unser Tun und Lassen in den Mitteldingen Rechenschaft fordern (Röm 14,10.12).

10. Aus unserer Selbstverleugnung und Enthaltsamkeit darf keine ›fromme Leistung‹ werden, keine Selbsterlösung aus eigenem Streben. Alles soll aus Liebe zum Herrn und zu Gottes Ehre geschehen.

11. Auch den Mitteldingen gegenüber gibt es ein Wachstum (Eph 4,15). Wer in dem Kampf zwischen Licht und Finsternis Sieger werden will, überprüft von Zeit zu Zeit seine Stellung zu den Mitteldingen, vor allem aber sein Verhältnis zu Jesus Christus.

12. Oft erhalten wir völlige Klarheit, wenn wir fragen: Was würde Jesus in diesem Falle tun?« (1 Petr 2,21).

5.3 Nikotinsucht wird zur Sünde

Rauchen mag ein Mittelding für den Gelegenheitsraucher sein. Für den süchtigen Tabakkonsumenten wird dieses harmlose »Mittelding« jedoch zur Sünde, ja im Extremfall zu einer satanischen Bindung. Hermann Bezzel (1861–1917), ein evangelischer Theologe, erkannte dieses bereits. Er sagte: »Hinter Mitteldingen können anspruchsvolle Götzen hausen.«

Der »Mittelding«-Charakter des Rauchens ist bei dem Nikotinabhängigen bereits weitgehend aufgehoben, denn:

1. Starke Raucher ruinieren ihre eigene Gesundheit und damit die Grundlage von Lebensfreude und Lebensglück für sich selbst und ihre Familien.

2. Nikotingebundenheiten von Eltern sind oftmals Ursache für Fehlgeburten, Mißbildungen und Entwicklungsschädigungen ihrer Kinder.

3. Süchtige Raucher belästigen und gefährden auch die Gesundheit nichtrauchender Mitmenschen ihres Lebensraumes.

4. Nikotinsüchtige geben ihren Kindern und anderen ein schlechtes Beispiel. Zahlreiche Untersuchungen zeigen, daß Kinder eher der Versuchung des Rauchens unterliegen, wenn Vater oder Mutter (oder sogar beide) rauchen. Die Kinder sagen sich dann nicht ohne eine gewisse Logik: So schlimm kann es nicht sein, wenn auch Vater und Mutter rauchen. Ein Rauchverbot ist sinnlos, wenn die Eltern nicht mit einem guten Beispiel vorangehen.

5. Für den stark rauchenden Christen kommen noch die in Kap. 4 genannten vielfältigen geistlichen Argumente hinzu.

Wenn auch Tabak als Genußmittel in vielen Ländern der Lebensmittelgesetzgebung unterliegt und hieraus den Staatskassen oft nicht unerhebliche Steuereinnahmen zufließen, so ist aus diesem Umstand keineswegs der harmlose Charakter des Rauchens abzuleiten. Durch geschickte Tarnung des Tabaks als bloßes Genußmittel, »das allenfalls das Räderwerk des Körpers schmiert«[28], versucht der Teufel geschickt, die Menschen hinters Licht zu führen, um so Nichtchristen dem rettenden Einfluß Gottes fernzuhalten bzw. Christen in ihrem Glaubensleben zu blockieren, so daß sie weitgehend dienst- und zeugnisunfähig werden.

6. Zeugnisse ehemaliger Nikotinsüchtiger

6.1 Bekenntnis eines »Glimmstengel«-Süchtigen[29]

»Ich übertreibe sicherlich nicht, wenn ich sage, daß es Millionen von Menschen gibt, die von der Leidenschaft des Rauchens beherrscht und versklavt werden. Und es gibt Hunderttausende von Christen, für die das Rauchen so zur Sucht geworden ist, daß sie es nicht mehr lassen können. Viele, die eigentlich bekennen und praktisch ausleben sollten: ›Ich will mich von nichts mehr als von Jesus Christus beherrschen lassen‹, sind zu abhängigen Sklaven des Tabaks, zu Leibeigenen ihrer Zigaretten, zu erwachsenen ›Daumenlutschern‹ geworden.

Daß dies in der Tat nicht übertrieben ist, macht das folgende ›Bekenntnis‹ eines Mannes deutlich, der von der Sucht nach der Zigarette frei wurde:

> ›Du (Zigarette) warst mir näher als irgendein Geschöpf.
> Du ruhtest in meiner Tasche nahe an meinem Herzen.
> Mit meinen Lippen liebkoste ich dich mehr als meine Familie.
> Wenn ich erwachte, gingen meine Gedanken nach dir aus und blieben bei dir den ganzen Tag hindurch.
> Ich betete dich an und brachte dir Brandopfer auf deinem Altar.

Während meiner Arbeit ging das Feuer auf deinem Altar nur selten aus.
Deinen Weihrauch zwang ich allen auf,
mit denen ich in Berührung kam.
Ich rief dich mehr zur Hilfe an als meinen Schöpfer,
und ich bezahlte für deinen Trost mehr,
als ich für die Kirche und Wohltätigkeit zahlte.
Ich legte mein Leben für dich in die Waagschale.
Wenn ich stark rauchte,
setzte ich mich der Gefahr aus, Lungenkrebs zu bekommen,
und verdoppelte die Gefahr des Todes durch einen Herzinfarkt.
Für Gott und Gottesdienst hätte ich ein solches Risiko nicht auf mich genommen.
Auf meinem Körper waren die Kennzeichen meiner Hingabe an das Nikotin zu sehen:
Meine Fingerspitzen und meine Zähne waren gefärbt.
Wenn ich transpirierte,
empfanden viele den Geruch meines Körpers als widerlich.
Du hast mich mehr als 800 DM im Jahr bei 20 Zigaretten täglich gekostet.
Ich war dein Sklave.
Für dich demonstrierte ich vor jedem,
daß mein Wille schwach und mein Gewissen abgestumpft war.
Heute ist das anders,
weil Jesus Christus mich von dir befreit hat.‹«

6.2 Wie ein starker Raucher ein entschiedener Christ wurde[30]

»Ich sprach mit einem Mann, der seit einigen Jahren ein entschiedener Christ ist. Er war früher ein starker Raucher, wurde aber später mit Gottes Hilfe davon frei. Darum stellte ich ihm einige Fragen zu diesem Problem, mit dem Millionen von Menschen und auch Hunderttausende von Christen zu tun haben.

FM: ›Sagen Sie bitte, mit wieviel Jahren haben Sie angefangen zu rauchen?‹

Mann: ›Ich fing mit 17 Jahren damit an. Erst habe ich probiert, wie das Rauchen schmeckt, wie es das erste Mal ja auch die anderen Kameraden taten. Dann rauchte ich öfter und immer mehr – bis zu 20 Zigaretten am Tag. Und nach ein bis zwei Jahren merkte ich, daß ich das Rauchen nicht mehr lassen konnte.‹

FM: ›Sie sagten, daß Sie bis zu 20 Zigaretten am Tag rauchten. Ist Ihnen denn das bekommen?‹

Mann: ›Bekommen ist mir das nicht. Ich verlor den Appetit. Das Essen schmeckte mir nicht mehr. Und nach einer gewissen Zeit fing ich an, morgens fürchterlich zu husten. Ich bekam also den bekannten ›Raucherhusten‹. Der trat damals schon in meiner Jugend auf.‹

FM: ›Nun haben Sie vor einigen Jahren das Rauchen aufgegeben. Wie kam es dazu?‹

Mann: ›Es kam dazu folgendermaßen: Meine Eltern wurden Christen und fanden Anschluß in einer christlichen Gemeinde. So kam auch ich zur Jugend dieser Gemeinde und nahm an ihren Jugendstunden teil. Bald merkte ich jedoch, daß ich das Rauchen besser aufgeben sollte. Denn man konnte nicht zur Jugendstunde gehen mit der Zigarette in der Hand. Also fing ich an, heimlich zu rauchen. Aber mir wurde dann klar, daß das nicht in Ordnung ist. Dieses Verbergen, dieses Hinters-Haus-Gehen und dort schnell eine Zigarette rauchen, das war nicht in Ordnung.‹

FM: ›Als Sie spürten, Sie sollten das Rauchen aufgeben, hatten Sie da das Empfinden, daß Sie an das Rauchen gebunden waren? Und war es nun einfach und leicht, es aufzugeben?‹

Mann: ›Nun, ich wollte es probieren, das Rauchen selbst aufzugeben oder zumindest erst einmal weniger zu rauchen und Tag für Tag vielleicht eine Zigarette wegzulassen. Aber das Bedürfnis nach dem Nikotin war immer noch da. Ich merkte, daß ich es allein nicht schaffte.‹

FM: ›Als Sie feststellten, daß Sie es allein nicht schafften, das Rauchen aufzugeben, was taten Sie dann?‹

Mann: ›Ich hörte von einem jungen Mann, der auch das Rauchen aufgegeben hatte. Der sagte mir damals: ›Du mußt die

Sache zu Christus bringen, denn allein wirst du mit diesem Problem nicht fertig.‹ Und das tat ich. In der Gegenwart jenes jungen Mannes betete ich zu Jesus Christus. Ich bekannte ihm mein Laster und bat ihn, mich davon zu befreien. Seitdem bin ich davon frei und rauche nicht mehr.‹«

6.3 Zeugnis einer Journalistin[31]

»Eine Schachtel Zigaretten reichte jetzt immer sehr lange. Mein täglicher Durchschnittsverbrauch sank von drei Packungen auf nicht ganz eine. Es war mir noch gar nicht der Gedanke gekommen, daß Gott es vielleicht gern sehen könnte, wenn ich aufhörte zu rauchen. Praktisch rauchte jeder, den ich kannte, mit Ausnahme meiner Mutter, die den Tabakgeschmack nicht mochte, und zwei der Bekannten, bei denen ich wohnte. Aber eines Abends, als ich noch bei ihnen zu Gast war, lag ich im Bett, betete und rauchte gleichzeitig eine letzte Zigarette vor dem Schlafen. Beten war so neu für mich, daß ich mir angewöhnt hatte, mir Eisenbahngleise vom Himmel zur Erde vorzustellen. Auf diesen Gleisen, die meinen Glauben darstellten, konnte mir Gott seine Antwort herabsenden. Plötzlich war mir, als seien die Gleise ganz von Rauch verhüllt, verschwommen und unterbrochen. Und ich sagte laut:

›Herr, willst du vielleicht nicht, daß ich rauche?‹

Zigaretten waren für mich wie mein Atem und fast genauso wichtig. Ich rauchte leidenschaftlich gern. Mit vierzehn Jahren hatte ich angefangen, und seitdem waren fast zwanzig Jahre vergangen. Zigaretten waren mir wie allen, die gewohnheitsmäßig rauchen, eine große Beruhigung. Ich will nicht sagen, daß das Rauchen den Zugang zum Himmel versperrt. Ich erzähle nur, wie es mir ergangen ist.

Ich mußte aufhören zu rauchen, und ich tat es in dieser Nacht. Ich drückte die Zigarette aus, die ich gerade rauchte, und sagte: ›Gut, Herr!‹ – und er kam mir näher.

Dann stand ich auf, ging in die Küche und erzählte meinen Bekannten, was ich getan hatte. Sie wunderten sich und bewunderten mich, und zum erstenmal in meinem Leben wollte ich überhaupt nicht bewundert sein. Ich hatte lediglich gehorcht. Damit waren Leiden verbunden. Aber ich wußte, daß Christi Leiden am Kreuz nur bis zum Augenblick seines Todes dauerte.

Mein Leiden wegen der Zigaretten hörte auf, als ich ›den Zigaretten starb‹.

Später werden Sie verstehen, warum das, was ich jetzt tat, noch nicht ganz genügte. Aber ich lernte damals, daß wir bereit sein müssen, mit Christus durch das Leiden hindurchzugehen. Die Gemeinschaft seiner Leiden ist ein Stück Herrlichkeit. Sie schafft Gemeinschaft mit ihm. Und je mehr Gemeinschaft, desto mehr Herrlichkeit, je mehr Herrlichkeit, desto mehr Gemeinschaft. Aber Christi Herz sehnt sich danach, daß wir Gemeinschaft mit seinem Auferstehungsleben haben.

Und es ist gut für uns, vollkommener, als ich es damals begriff, zu lernen, daß auch er nicht mehr am Kreuz zu hängen brauchte, nachdem er gestorben war.
Jedesmal, wenn ich um Christi willen etwas aufgab, liebte ich ihn mehr. Und während er mit mir durch diese unsicheren Tage ging, in denen er meine Aufrichtigkeit prüfte, sorgte er dafür, daß ich immer seiner Gegenwart gewiß war. Ich glaube, er tat das, weil er wußte, wie ungewohnt es mir war, überhaupt mit Gott zu rechnen.
Gewiß wußte er am besten, wie schwierig ich immer gewesen war. Er konnte seinen Plan für mein Leben erst dann weiter verfolgen, wenn ich ein paar Proben bestanden hatte. Und obwohl er wußte, daß ich mein Recht auf mich selbst noch nicht aufgegeben hatte, so wußte er doch, daß ich ihn als meinen Herrn und Erlöser bekannt hatte; daß ich meine Karriere aufgegeben hatte, weil sie nicht seiner Ehre diente; daß ich aufgehört hatte zu rauchen und natürlich auch zu trinken; daß ich mich nach Gemeinschaft mit anderen Menschen sehnte, die ihn liebten wie ich; daß es mein höchstes Glück war, sein Wort zu lesen; daß ich es noch gar nicht verstand, aber wußte, daß ich neu geworden war. Er wußte, ich wartete jetzt auf ihn.
Und er handelte.«

6.4 Bericht eines Freigewordenen[32]

»Als ich vom Trinken frei wurde, erkannte ich, daß Rauchen in meinem Leben gleichfalls zur Sucht geworden war. Trunksucht und Rauchenmüssen sind im Prinzip dasselbe. Mir wurde klar: Ich muß das Rauchen aufgeben.
Nun hatte ich mir vorgenommen, im Januar zu einer Besinnungswoche für Suchtgefährdete zu fahren. Von dort wollte ich als Nichtraucher zurückkehren. Silvester kaufte ich mir keine Zigaretten. Den ganzen Tag trieb es mich umher. Ich rauchte ein wenig Pfeife. Dann ging ich zu meinem Hauswirt. Er überließ mir auf meine Bitte hin eine Schachtel Zigaretten. Im Nu hatte ich sie verbraucht.
Ich war sehr nervös, aber auch froh, als der Neujahrsmorgen da war. Früh stand ich an der Bushaltestelle – ohne Zigaretten. Neben mir hustete einer so, daß es ihm fast die Lunge zerriß. Trotzdem feuerte er sich eine Zigarette nach der anderen an. Mir lief vor Appetit das Wasser im Munde zusammen. Ich war aber zu feige, eine zu erbitten.
Dann kam ich zum Treffpunkt. Dort hatte ich noch eine Stunde Zeit, bis wir mit dem Auto weiterfuhren. Das war die Gelegenheit! Diese galt es zu nutzen. Eine Schachtel Zigaretten gekauft und dann eine nach der anderen angezündet! Ich dachte, hier mußt du was wegbringen, denn im Auto darfst du nicht rauchen, auch auf der Besinnungswoche mußt du darauf verzichten. Also wegbringen, was noch geht!

Ich habe in dieser Stunde vor der Abfahrt eine halbe Schachtel gequalmt. Dann kamen wir an. Da standen sie. Zehn bis zwölf Männer und rauchten fleißig und hingegeben. ›Na‹, dachte ich, ›dann kannst du das ja auch.‹
Von Tag zu Tag verschob ich es, ernsthaft aufhören zu wollen. Andererseits wollte ich als Nichtraucher heimfahren. Mir war klar: Jesus kann mich frei machen. Aber ich war so töricht und dachte: ›Rauchst noch ein wenig.‹
Dann nahm ich mir vor: ›Heute die letzte Schachtel!‹ Als sie leer war, erbettelte ich mir zwei Zigaretten und dachte: ›Möchtest sie auch gleich wieder zurückgeben.‹ Also brauchte ich eine neue Schachtel. So drehte ich mich im Kreis.

Eines Tages machten wir mit der Gruppe einen Ausflug. Selbstverständlich gehörte zu meiner Reiseausrüstung eine Schachtel Zigaretten. Kaum hatte sich der Zug in Bewegung gesetzt, schloß ich mich den Rauchern an. Rasch waren wir am Ziel. Unterwegs in der Stadt durchkramte ich alle meine Taschen vergeblich. Die Zigaretten waren weg. Hatte ich sie im Zug liegengelassen? Ich ärgerte mich maßlos. War das etwa ein Signal, endlich Schluß zu machen mit dem Rauchen? Voller Wut über das Mißgeschick kaufte ich mir eine neue Schachtel Zigaretten.
Dieses Hin und Her bedrängte mich. ›So kann es doch nicht weitergehen‹, dachte ich. Jesus hatte mich von der Sucht des Trinkens befreit. Sollte ich ihm nicht endlich auch zutrauen, daß er mich ebenfalls vom Laster des Rauchens befreien kann?

Am nächsten Tag ging ich zur Aussprache, zum seelsorgerlichen Gespräch. Zu dem Seelsorger hatte ich seit dem Tag, da ich mein Leben Jesus übergeben hatte und in die Jesusnachfolge eingetreten war, ein Vertrauensverhältnis. Ich bekannte ihm meine Not und meine vergeblichen Versuche, endlich vom Rauchen frei zu werden. Zuletzt brachten wir das Anliegen im Gebet unter Jesu Kreuz. Bevor wir auseinandergingen, übergab ich die angerissene Schachtel Zigaretten meinem Seelsorgehelfer zur Vernichtung.
Froh ging ich zum Mittagessen. Anschließend lud mich ein Teilnehmer zu einem Spaziergang ein. Ich war gern dazu bereit. Wir verließen den Hof. Ich griff in die Manteltasche, holte meine Handschuhe heraus und fand darunter die angefangene Schachtel, von der ich dachte, daß ich sie im Zug liegengelassen hätte. Mir war sofort klar: Da hat mir der Widersacher eine Stunde nach der Aussprache die Schachtel Zigaretten in die Hände gespielt. Ich warf sie weg. Jesus hatte gesiegt, aber der Kampf war noch nicht ausgestanden.
Von der Besinnungswoche zurückgekehrt, erfuhr ich von meiner Frau, daß Bekannte uns besucht hatten. Zwei Schachteln gute Zigaretten lagen auf dem Tisch. Die nächste Versuchung war da. Es sollte nicht die letzte sein. Etwa vier weitere Monate dauerte der Kampf. Heute kann ich sagen, daß es mir leichter gefallen ist, dem Alkohol abzusagen als dem Rauchen.
Es gab nun manche Situationen, in denen mich Zweifel plagten. Hatte ich mich etwa zu früh und zu radikal in den Kampf gegen meine Süchte

begeben? Ich war im Glauben noch nicht genug gefestigt. Mehrfach überlegte ich, ob ich nicht noch einmal mit meinem Seelsorger sprechen sollte. Ich wollte ihm sagen: ›Die Trinkerei habe ich gut überwunden, aber der Entschluß, das Rauchen zu lassen, war voreilig. Ich bin noch zu schwach. Das schaffe ich noch nicht.‹ Andererseits war mir aber ganz klar: Jesus hat meine Not schon am Kreuz auf Golgatha überwunden. Ihm hatte ich sie übergeben. Wie konnte ich eigentlich noch daran zweifeln, daß der Herr, der mich von der Trunksucht befreit hatte, mich in diesem neuen Kampf unterstützen würde?

So ging es Woche für Woche in meinem Innersten hin und her. Ich sagte manchmal zu meiner Frau: ›Weißt du, jetzt gehe ich zum Hausverwalter und hole mir eine Zigarette.‹

›Nein‹, sagte meine Frau, ›wir beten.‹ Und das geschah dann auch. Kam die Anfechtung, dann sprach ich es aus: ›Ich habe zur Zeit wieder einen Appetit auf Zigaretten, der mich fast umbringt.‹ Und wir brachten diese Not gemeinsam dem Herrn Jesus und wußten: Sein Sieg steht fest, daran dürfen wir uns halten.

Endlich war das Rauchen überwunden. Zwar hatte ich gelegentlich noch Angstträume, in denen ich rückfällig wurde, aber wie dankbar war ich, wenn ich beim Erwachen feststellen konnte: Jesus ist Sieger – auch über meine Sucht. Mit unserer Kraft können wir unsere menschlichen Leidenschaften, Süchte und Sünden niemals besiegen. Doch ›dem Aufrichtigen läßt Gott es gelingen‹ (Sprüche 2,7). Er kann und will unse-

rem schwachen und schwankenden Willen aufhelfen durch seine Kraft. Durch ihn dürfen wir es erleben: ›Wen der Sohn frei macht, der ist recht frei‹ (Johannes 8,36).
Wichtig wurde mir auch, daß wir uns nicht allein abquälen müssen, sondern daß wir uns mit unserer Not im Gebet an Jesus wenden dürfen. Klar wurde mir bei diesem Kampf auch: Liegt eine Sucht vor, ist langsames Abgewöhnen nicht möglich. Es ist eine Illusion zu meinen, heute rauche ich noch zehn Zigaretten, morgen nur noch neun und eines Tages keine mehr. Sucht ist ein Zwang zur Sünde, aber Jesus hilft dem, der bei ihm die Befreiung von Sünde und Abhängigkeit sucht. Wie gut, wenn wir in diesem Kampf nicht allein dastehen!
In dieser Situation wurde mir meine Frau ganz neu zu einem Geschenk und einer Gehilfin Gottes. Auch an die Helfer der Arbeitsgemeinschaft konnte ich mich jederzeit wenden und mit ihnen zusammen zu Gott beten. Allein wäre ich mit meinen Problemen nie fertig geworden.«

6.5 Befreiung von Rauch- und Eßsucht[33]

»Voller Verlangen und einem Hunger nach der wirklichen, verständnisvollen Liebe zog ich nach Frankfurt. Ich wollte mein Glück finden. In Discos und den verschiedensten Lokalen lebte ich mein Leben wie im Rausch.
Ich hatte viele Freunde und dachte, bei irgendeinem würde ich wohl die große Liebe erleben.

Doch alle sexuellen Erlebnisse und alles Jagen nach dem Glück zerplatzten wie Seifenblasen. Dies alles füllte meine innere Leere nicht aus, im Gegenteil: Sie verschlimmerte sich, und die Hoffnungslosigkeit nahm zu. Dazu kam, daß ich mit mir selbst große Probleme hatte, mit denen ich einfach nicht fertig wurde. Ich war stark an Zigaretten gebunden und außerdem freßsüchtig. Mit der Zeit merkte ich, daß mir kein Mensch die Liebe geben konnte, die ich so dringend brauchte; niemand konnte mich von meinen Süchten befreien.

Ich war allein und einsam, mein Leben war ohne Ziel und Sinn.

Durch meinen Bruder Walter hatte ich immer wieder von Jesus gehört. Er sagte zu mir: ›Dir kann niemand helfen außer Jesus.‹

Lange Zeit wollte ich davon nichts wissen, doch eines Tages begriff ich, wenn es überhaupt für meine Lage noch Hilfe gäbe, dann nur bei ihm. Mein Bruder studierte zu dieser Zeit in Frankfurt. Am Buß- und Bettag 1978 lud er mich zu sich in seine Studentenwohnung ein. Er hatte Besuch von einem Freund. Christoph hieß er, und er glaubte an Jesus. Wir kamen miteinander ins Gespräch. Noch nie hatte mir jemand so offen die Wahrheit über mich gesagt. ›Silvia, alles hast du nun probiert, nichts hat dir geholfen, im Gegenteil: Abhängig bist du auch noch. Versuch es doch einmal mit Jesus!‹

Nach langen inneren Kämpfen übergab ich dann mein Leben Jesus Christus im Gebet. Jetzt begann mein Leben als Christ.

Wenig später durfte ich eine vollkommene Befreiung von den Zigaretten erleben. Jesus hat mir das Rauchen weggenommen, so als hätte ich niemals vorher geraucht. Doch ein großes Problem hatte ich noch, und das war unsagbar schlimm: Ich litt an Freßsucht. Ich mußte ständig essen, riesige Mengen, um die innere Leere auszufüllen. Doch sie blieb, es änderte sich nichts. Nach jedem Rückfall sagte ich mir, daß dies das letztemal gewesen sei. Aber die Sucht war stärker. Ich mußte, ich mußte essen, mein Körper zitterte danach. Hinterher lag ich oft mit seelischen Qualen und körperlichen Schmerzen im Bett. Dazu kam die Abhängigkeit von Abführmitteln. Jahrelang ging ich durch dieses tiefe Leid und zerstörte dadurch auch meine Familie.
Jetzt als Christ, dachte ich, muß das doch aufhören. Jesus hat mich so wunderbar vom Rauchen befreit, also kann er mich doch auch vom unmäßigen Essen befreien.
Doch um Befreiung von der Freßsucht zu erleben, bedurfte es noch einiger Jahre. Selbst als Christ hatte ich viele, viele Rückfälle.
Doch Gott gebrauchte diese Zeit, um mir zu zeigen, wo meine Schuld lag und welche Gehorsamsschritte er von mir verlangte. Das war natürlich oft hart für mich. Gott schenkte mir eine zehnmonatige christliche Therapie in einem Rehabilitationswerk für psychisch Kranke und Suchtkranke. In dieser Zeit offenbarte er mir sehr viel. Ich erkannte meine eigene Schuld, da, wo ich sie früher immer auf meine Mutter und die schwere Kindheit abwälzen wollte.

Und ich erkannte, daß die Gebundenheit an die Freßsucht an viele andere Sünden gekoppelt war. Jesus konnte mich nicht befreien, bevor ich nicht bereit war, meine Sünden zu bekennen und ihm absolut gehorsam zu sein.
Mein Körper war mein Götze, und meinem Körper diente ich. Ich wollte schlank sein, ich wollte mein Gewicht selbst bestimmen. Denn wenn ich keine Essenstouren hatte, machte ich Hungerkuren. Ich konnte nicht normal essen. Entweder verschlang ich riesige Mengen, oder ich aß so wenig, daß ich in einer Woche wieder alles Gewicht verlor, das ich vorher zugenommen hatte.
Da zeigte mir Gott, daß ich lernen mußte, gehorsam am Tisch alles mitzuessen. Ich mußte lernen, meinen Körper und meine Figur Jesus zu überlassen, auch wenn es oft durch schwere Kämpfe ging. Und er hat gesiegt! Gott schenkte mir das Bibelwort:

›Und wenn sie gefangen liegen in Ketten und Elend, gebunden mit Stricken, so hält er ihnen vor, was sie getan haben und ihre Sünden, daß sie sich überhoben haben, und öffnet ihnen das Ohr zur Warnung und sagt ihnen, daß sie sich von dem Unrecht bekehren sollen. Gehorchen sie und dienen ihm, so werden sie bei guten Tagen alt werden und glücklich leben. Gehorchen sie nicht, so werden sie dahinfahren durch des Todes Geschoß und vergehen in Unverstand.
Aber den Elenden wird er durch sein Elend erretten und ihm das Ohr öffnen durch Trübsal.

So reißt er auch dich aus dem Rachen der Angst in einen weiten Raum, wo keine Bedrängnis mehr ist; und an deinem Tische, voll von allem Guten, wirst du Ruhe haben‹
(Hiob 36,8–12; 15–16).

Und Jesus hat es getan. Zu seiner Ehre darf ich bekennen: Ich bin frei von der Freßsucht. Er hat mich frei gemacht!
Heute darf ich tagtäglich erleben: ›und an deinem Tische, voll von allem Guten, wirst du Ruhe haben.‹
Doch das Wichtigste überhaupt ist es,bei Jesus zu bleiben, jeden Augenblick. Denn das ist wahr: Bleibe ich bei ihm, in seiner Abhängigkeit, so bin und bleibe ich frei mein ganzes Leben lang. Löse ich mich von ihm, so bin ich hoffnungslos verloren – und freßsüchtig.
Ich habe es erlebt, daß man bei Jesus die Liebe und die Geborgenheit findet, die man braucht, um ein friedvolles, sinnerfülltes und hoffnungsvolles Leben zu führen. Er füllt allen Mangel aus. Ein Leben mit ihm lohnt sich!
Aus Dankbarkeit für das, was Jesus an mir getan hat, möchte ich ihm mein Leben lang dienen und für ihn leben.«

6.6 Bericht eines kettenrauchenden Pfarrers[34]

»Ende Februar 1926 fuhr ich zu meiner Schwester nach Pasing. Jetzt mußte ein neuer – *der* neue Anfang gemacht werden, es *mußte* sein! Es ging so nicht weiter. Ich war zum Äußersten entschlossen. Ich wollte mir die Gurgel durchschneiden, um nicht mehr rauchen zu müssen.
Dieses qualvolle ›Rauchen *müssen*‹! Durch Jahre hatte ich nun erlebt, daß dieses *Müssen* nicht weniger bedeutet, als daß ich tatsächlich in der Gewalt konkreter Feindesmacht war. Alle meine noch so festen Vorsätze waren immer zerronnen und zunichte geworden, wenn die Sucht in mir aufkam. So durfte das nun nicht mehr weitergehen, es mußte nun der Schlußstrich gezogen werden. Ich kaufte mir noch eine letzte Schachtel ›Manoli‹-Zigaretten und rauchte sie als Abschied auf immer. Als die letzte verraucht war, sagte ich mir dann abends: So, jetzt ist Schluß mit dem Rauchen! ›Ja‹, höhnte es in mir, ›das hast du nun schon an die tausendmal oder zehntausendmal beschlossen, dieses ›jetzt ist Schluß!‹ Und es war ja auch immer Schluß – bis zur nächsten Zigarette.‹ ›Nein‹, antwortete ich in mir selbst, ›jetzt ist es wirklich aus mit dem Rauchen, ich werde mir morgen keine Zigaretten mehr kaufen, ganz bestimmt keine, mag kommen, was da will.‹
Mit diesem Entschluß legte ich mich abends nieder zu unruhigem Schlaf. Am nächsten Morgen rauchte ich nicht, mittags auch nicht. Nachmittags fuhr ich mit meiner Schwester zu einer Baltenversammlung nach München. Wie wir im Zug saßen,

wußte ich es untrüglich, daß auch dieser heroische Entschluß, nicht mehr zu rauchen, nichts anderes war als das übliche lächerliche Kettenschütteln des lebenslänglichen Gefangenen. Ich wußte, daß ich, in München angekommen, rauchen würde.
Das machte mich fertig. Endlich war ich wirklich fertig, am Ende, fertig mit meinem Kämpfen, meinem Ringen, meinem Wollen und Beten. Es war aus.
Ich kapitulierte.
Und in diesem Augenblick der Kapitulation des alten selbstherrlichen Menschen – im Augenblick seines Zuschandenwerdens – war für Gott die Möglichkeit da, zu retten. Bisher hatte er nur mit Schweigen antworten können, nun konnte er reden, weil *ich* hören konnte. Und nun sprach er. Er sprach mit mir in der üblichen Form eines Dialogs. Meine Frage: ›Ich habe Gott durch Jahre von ganzem Herzen angefleht, er wolle mir helfen, vom Rauchen loszukommen, und er hat nicht geholfen. Warum hilft er nicht?‹
Seine Antwort: ›Weil er nicht will. Denn wollte er, so könnte er auch.‹
Meine Frage: *›Und warum will Gott nicht?‹*
Seine Antwort: *›Hast du denn auch nur einmal gebetet, daß Gottes Wille geschehen möge?‹*
Urplötzlich begriff ich: Die ganzen Jahre hindurch hatte ich mit meinem Willen die Freiheit vom Rauchen erkämpfen wollen. In der wachsenden Not der zahllosen Niederlagen habe ich dann zu Gott geschrien um seinen ›Beistand‹ in diesem Ringen um Freiheit, ohne zu begreifen, was ich damit tat: Daß ich damit Gott zur Hilfe rief, mich

doch Sieger werden zu lassen. Hatte mein Gebet nicht immer gelautet: ›Hilf mir, daß ich frei werde! Mach mich stark, zu siegen über das Laster. Erlöse mich von meiner entsetzlichen Willensschwäche!‹ Worum hatte ich da eigentlich gebetet? Doch immer nur um das eine: Lieber Gott, komm, diene mir, sei mir behilflich! Und immer und selbstverständlich hatte ich gemeint, daß Gott *mich* stark machen wolle. Aber wo in der Bibel steht es, daß Gott den Menschen stark machen will, den Menschen groß machen will, dem Menschen Sekundant sein will im Kampfe mit seinen Gebundenheiten und den ihn beherrschenden Gewalten? Gottes Wort sagt etwas ganz anderes: ›So euch nun der Sohn frei macht, so seid ihr recht frei! – Meine Kraft ist in den Schwachen mächtig!‹ Und der Apostel schreibt: ›So rühme ich mich am allerliebsten meiner Schwachheit, auf daß die Kraft Christi in mir wohne.‹ Diese Gedanken wurden aber damals im Zuge nicht von mir gedacht. Paulus schreibt: ›Denn der Herr ist der Geist; wo aber der Geist des Herrn ist, da ist Freiheit.‹ Im Bruchteil eines Augenblicks war durch *ihn* die Wandlung in mir vollzogen, die Wandlung von der Knechtschaft zur Freiheit. Wie geblendet schloß ich die Augen. Ich saß da im Zug Pasing – München unter vielen Menschen und wußte nur noch das eine: *Ich bin gerettet.*

Zum erstenmal in meinem Leben konnte ich nun so beten, daß ich um die Erhörung wußte, noch ehe ich die Bitte aussprach. *Ich* war am Ende. *Ich* war besiegt. *Ich* war meiner Ohnmacht und heillosen Schwäche überführt. Und nun lag ich zerschlagen und zerbrochen vor dem großen Gott, der nun nicht mehr schwieg, sondern sich zu mir niederbeugte als der Erlöser.

In mir erstand das neue, das erhörbare und bereits erhörte Gebet: ›*Herr! Nun geschehe an mir und durch mich dein guter und gnädiger Wille, dein Heilandswille. Ich will nur noch, wie du willst, mein Herr! Mein Wille steht dem deinen nicht mehr im Wege, weder mein böser noch mein guter Wille.*

Ein Friede überkam mich, wie ich ihn weder gekannt noch für möglich gehalten hätte. Die Zeit der täglichen Niederlagen, die Zeit der Qual und Not, die Zeit der so grauenvollen Angst war vorbei, endgültig vorbei, *denn Gott war da! Gott hatte eingegriffen! Gottes Freundlichkeit und Barmherzigkeit hatte nun Raum und freie Bahn.* Ich war hochgehoben, wie ein verirrtes Schaf vom Hirten hochgehoben wird, um heimgetragen zu werden.

Es war, als erlebte ich das Ende der Sintflut, das Aufhören des Regens, der Nacht und Dunkelheit mit all ihren schrecklichen Folge- und Begleiterscheinungen. Zum erstenmal lichtete sich der Horizont, und in unfaßbarer Herrlichkeit leuchtete Gottes Sonne hernieder (...)

In München auf der Baltenversammlung rauchte ich ruhig einige Zigaretten, denn ich wußte es nun untrüglich: *Ich* werde *nie* frei. Aber wenn *er* mich frei macht, dann bin ich frei. Der Abend kam. Die sonst so qualvolle Stunde des Schlafengehens war wie das Wandeln in einem seligen Traumzu-

stand. Alles in mir jubelte! Ein ganzer Chor in mir sang mit Stimmen, die nicht von dieser Welt waren: ›Jesus erlöst, Jesus macht frei!‹
Wieder war ich wie unbeteiligt, nur der Beschenkte, der Empfangende, der aus Sünde und Gefangenschaft Erlöste, der von den himmlischen Mächten auf ewig Gerettete.
Ein Lobgesang zu Ehren des Herren, meines Erbarmers, war in mir und um mich, wie die Musik einer gewaltigen Orgel.
Ich lag in meinem Bett und schlief ein, wie ein Soldat einschläft, der aus dem Grauen des Krieges heimgekehrt ist nach Hause; wie ein Schiffbrüchiger einschläft, der aus der Wasserwüste und dem sicheren Untergang herausgehoben ist und sich nun geborgen weiß in der treuen Obhut seines Retters.
Ich schlief den Schlaf der Seligen, *so* leicht war mir zumute, wie kein Verstand es fassen kann, denn ich wußte es nun unwiderruflich: ›Der Herr ist bei mir.‹ *Als ich am nächsten Morgen aufwachte, wußte ich, daß ich frei war vom Rauchen.* Es war der 2. März 1926.
Wohl war die Versuchung, die Lust und der Reiz zum Rauchen noch in mir da, aber nun war auch etwas da, was stärker war als alle Verführung; nun *konnte* ich der Lust ein autoritatives *›Nein‹* entgegenhalten. Ich mußte dem Trieb nicht mehr gehorchen, war ihm nicht mehr unterworfen, nicht mehr gefangen. Ich war *frei*, wirklich und wahrhaftig *frei*! Ununterbrochen spürte ich die mich tragende Barmherzigkeit meines Heilandes, die Liebe Jesu zum Sünder. Diese Liebe hat nicht

ihresgleichen. Weil er da war, deswegen allein hatte die gesamte Hölle zu schweigen und mich in Ruhe zu lassen.
Diese ersten Tage der mir geschenkten Freiheit lebte ich wie benommen von Glück. Nun hatte ich schon 48 Stunden nicht geraucht! Nun waren es schon 72 Stunden! Die Kraft des Himmels und seiner Engel ließ mich nicht im Stich.
Wie herrlich konnte doch dieses Leben sein nun auf der Seite des Siegers, im Schutze der Allmacht Gottes.
Nur ein Umstand war noch da, der nach wie vor belastend auf mir lag: die quälende Spannung in meinem Kopfe und der durch sie gewirkte dauernde Druck in ihm, so als ob alles in ihm zusammengepreßt würde.
Ich vermag das nicht mehr näher zu schildern, sondern weiß nur noch, daß es wirklich schlimm war und ich körperlich darunter litt, seelisch freilich nicht weiter davon belastet wurde, denn ich konnte ja nun beten, *so* beten, wie es dem Herrn gefiel. Darum betete ich: ›Herr, mein Heiland! Du weißt um meinen schlimmen Kopf. Amen.‹
Es bedurfte absolut keiner Worte mehr, denn *das* wußte ich nun für alle Zeiten, daß der allmächtige Gott willens ist, die, die ihn anrufen, wie ein Kind die Mutter ruft, wenn es allein nicht mehr aus noch ein weiß, seine Freundlichkeit erfahren zu lassen, seinen barmherzigen Helferwillen ihnen zuzuwenden. Jetzt war der Zweifel, der jedes Gebet tötet, von mir genommen, und ich konnte ›im Glauben‹ zum Herrn emporblicken, ohne

Sorgen und Angst, ob er wohl helfen wolle. ›Die Hartgebundenen macht er frei.‹

Ich habe jahrelang das Geschehen, das dem nun folgenden kurzen Bericht zugrunde liegt, für mich behalten, jahrzehntelang. Aber sollte es falsch sein und ungerecht, in einer Zeit, wie es die unsrige ist, die erlebte Wirklichkeit und Gegenwart des Herrn zu bezeugen? *Müssen* wir nicht geradezu aus unserer Reserve heraustreten und allen Verzweifelnden *den* predigen, dem alle Gewalt gegeben ist im Himmel und auf Erden? So will ich es tun, auch wenn mir die rechten Worte dafür fehlen.

Nachdem ich so im Glauben zum Herrn gebetet hatte, änderte sich zunächst nichts. Der beklemmende Druck im Kopf blieb nach wie vor. Aber das beunruhigte mich nicht. Am nächsten Tag betete ich von neuem: ›Mein Herr und Heiland! Mir geschehe nach deinem Heilandswillen.‹

Auch jetzt änderte sich nichts. Aber es war so, als ob die himmlischen Mächte mich bei meinem Gebet unterstützten; es war so, als ob die Tür zum Himmel offen war.

Ich war ganz ruhig und sicher. Und hätte mich der Herr wochenlang bitten lassen, ich hätte froh und sorglos und erhörungsgewiß meine Not ihm hingehalten.

Aber er ließ mich nicht so lange bitten. Am nächsten Tag um die Mittagszeit war ich gerade im Begriff mein Zimmer zu verlassen, um in das Internat der Grotschule zum Mittagessen zu gehen. Mein Kopf machte mir sehr zu schaffen und quälte mich. So blickte ich wieder zu meinem

Herrn auf, bevor ich das Haus verließ. Dann schritt ich durch den Vorgarten und mußte nun die Fahrbahn überqueren. Die Straße war völlig menschenleer, denn es war, wie gesagt, Mittagszeit, und ich mußte mich beeilen, um mich nicht zum Essen zu verspäten. So betrat ich die Fahrbahn, schritt über die Straße und befand mich gleich darauf in der Allee einer Anlage.

Hier nun geschah es – ich spreche vor Gott als meinem Zeugen die volle Wahrheit –, daß ich plötzlich angehalten wurde, ohne daß ein Mensch zu erblicken gewesen wäre. Ich blieb stehen, ohne zu wissen, warum und wozu. Dann aber lief mir ein Schauer der Anbetung über den Leib, denn *jemand umfaßte meinen Kopf*. Die Spannung, die Beklemmung, der Druck, kurz, alles Quälende und Belastende wurde von den unsichtbaren Händen aus meinem Kopf gelöst und meinen Leib entlang aus mir hinausgestrichen.

Ich stand regungslos.

Es sind nun, während ich das niederschreibe, 37 Jahre seitdem verstrichen, ohne daß ich je wieder etwas von der Angst und Qual gespürt hätte. Wie war mir nun leicht ums Herz, so herrlich, so beseligend leicht, wie ich es nie für möglich gehalten hätte. Großer Gott! Daß es so etwas geben kann, einen solchen Grad des Friedens und des Gelöstseins von mir selbst! Damals entstand der Vers:

›Es jauchzen die Sünder zu ihrem Gott, die Spötter vergessen allen Spott, die Kranken jubeln mit seligem Herzen: ›Er trägt unsre Krankheit, er trägt unsre Schmerzen!‹

Und die von Trauer und Schwermut Geplagten, die Angstgequälten und Verzagten – ihr Blick wird wunderbar glänzend und groß, da nie geahnter himmlischer Frieden ihren umnachteten Herzen beschieden, sie staunen und stammeln fassungslos: ›Jesus! Jesus!‹ – und strahlen bloß.‹

Jesus hat mir in dieser Begegnung ein neues Leben geschenkt. Dieses Leben seit dem 2. März 1926 unterscheidet sich von dem vorhergehenden grundlegend durch eine Tatsache: Die Angst ist von mir genommen. Sie hat keinen Raum mehr in diesem Leben.

Wohl bin ich, wie ich war, ein Mensch voller Fehler und Schwächen, ein schwacher Charakter, von dem schon in frühem Alter meine, unsere verstorbene Mutter vertretende Tante Lilli sagte: ›Aus dir wird nie etwas werden, du hast keinen Charakter, es sei denn, daß Jesus dich zu etwas macht.‹ Wohl bin ich ein schwankendes Rohr und, wie im folgenden ersichtlich wird, rückfällig und rückfällig; *aber* jetzt weiß ich, wohin ich mich zu wenden habe. Ich *kenne ihn.*«

6.7 Erlebnisse eines Seemanns

Ein Prediger einer ostfriesischen evangelischen Freikirche erzählte dem Autor folgende wahre Begebenheit, die im vorigen Jahrhundert geschehen ist:

Ein Seemann, dessen Schiff in einem ostfriesischen Hafen vor Anker lag, kam abends nach dem üblichen Gasthausbesuch mit seinen Zechkumpanen angeheitert an Bord zurück. An Deck war es sehr glitschig. Der Seemann fiel und fing daraufhin fürchterlich an zu fluchen. Einer seiner Kameraden erwiderte ihm: »Willem, wenn das der Herr Jesus hört!« Willem antwortete: »Wenn es Jesus gibt, möchte ich ihn kennenlernen.« Der gekreuzigte, auferstandene und erhöhte Herr begegnete ihm noch in derselben Nacht und erfüllte somit seinen Wunsch. Willem wurde durch Gottes Geist völlig verändert, eine neue Kreatur. Er kehrte der Seefahrt den Rücken und ging in sein Dorf zurück. Aus dem großen Wohnzimmer seines Hauses machte er einen Versammlungssaal. Er lud seine Nachbarn und Freunde zu sich ein. Viele Menschen lasen dann dort gemeinsam Gottes Wort und tauschten sich darüber aus. Hierbei wurde kräftig aus Pfeifen geraucht, so daß blauer Dunst über den Häuptern schwebte.

Willem war einer der stärksten Raucher. Er verfügte über eine stattliche Anzahl von schönen Pfeifen, die alle an der Wand hingen. Oft erhielt er Besuch von einer Gemeindeschwester. Jedesmal sagte diese zu ihm: »Willem, das geht nicht an, daß du als Christ so stark rauchst. Höre ganz auf!« Doch Willem erwiderte ihr dann jedesmal: »Mein Prediger (damit meinte er den in echten Christen wohnenden Heiligen Geist) hat es mir nicht verboten.« So ging es eine lange Zeit. Die Gemeindeschwester nahm jedesmal erneut Anstoß an Willems Nikotingebundenheit. Sie betete aber inständig um seine völlige Befreiung davon. Eines Tages besuchte sie Willem wieder. Zu ihrer

großen Verwunderung war die Pfeifensammlung vollständig verschwunden. Auf ihre erstaunte Frage hin erzählte Willem: »Ja, mein Prediger hat zu mir gesagt: Willem, mit dem Rauchen, das muß jetzt endlich aufhören. Das gehört doch nicht zu deinem neuen Leben als Christ. Da habe ich gehorcht und mit dem Rauchen aufgehört. Alle Pfeifen warf ich dort drüben in den Kanal. Ab jetzt wird auch in den Versammlungen nicht mehr geraucht.«
Gott setzte gerade diesen, von der Nikotinsucht befreiten Menschen zum großen Segen für andere Glaubensgefährten und Ungläubige.

6.8 Warnender Bericht eines krebserkrankten Rauchers[35]

»Ein Patient, der infolge starken und langjährigen Rauchens an Rachen- und Kehlkopfkrebs erkrankte und in ein Krankenhaus für Krebskranke eingeliefert wurde, hat einen erschütternden Bericht hinterlassen zur Warnung aller, die durch das Rauchen bewußt oder unbewußt mit ihrer Gesundheit ›spielen‹:
›Im Mai jenes schicksalhaften Jahres stellten sich bei mir leichte Schluckbeschwerden ein. Mein Hausarzt konnte sie nicht recht diagnostizieren und schickte mich in eine Klinik. Nach umfangreichen Untersuchungen sagte der Arzt zu meiner Frau, so schonend wie nur möglich, daß ich an Rachenkrebs erkrankt sei. Ich kam in eine Spezialabteilung eines anderen Krankenhauses.

Als ich meine drei Zimmergenossen zu sehen bekam, wollte ich meinen Augen nicht trauen. Es war gerade Abendbrotzeit, und die Patienten waren beim Essen. Aber diese Mahlzeit ähnelte weder den Lagerfeuerszenen kraftstrotzender Männer noch dem Flirt junger, quicklebendiger Pärchen auf einer Wiese, wie sie die Reklamebilder der Zigarettenwerbung zeigten. Hier standen die Männer neben ihren Betten und gossen sorgsam eine dünne, blaßrote Flüssigkeit in dünne, durchsichtige Plastikschläuche, die in den Nasenlöchern endeten. Dabei konnten diese Menschen, die ein ganzes Leben lang geraucht hatten, nichts mehr schmecken. Denn Plastikschläuche besitzen keine Geschmackspapillen.
Dieses Eßverfahren war notwendig geworden, weil man den Kranken Mund, Rachen, Zunge und Speiseröhre operativ entfernt hatte. Es war mir ohne weiteres möglich, die Rückwand ihrer Hälse zu sehen: Die gesamte Vorderseite war vom Unterkiefer bis nahe an das Brustbein offengelegt worden. Bei jedem Patienten war ein großes Polster aus saugfähigem Verbandstoff direkt unter dem Kinn angebracht, um den ständig aus dem Halsbereich abfließenden Speichel aufzufangen.
Der Anblick dieser ›Schlauchesser‹ erschreckte und bedrückte mich mehr als alles, was ich seit dem Tage, an dem ich von meiner Krebserkrankung erfahren hatte, kennengelernt hatte.
Manche Patienten waren auch stumm, da ihnen die Stimmbänder entfernt worden waren. Wie stimmlose Gespenster verständigten sie sich

durch Schreibutensilien. Andere wiederum, deren Halswunden schon verschlossen waren, konnten ein wie eine Taschenlampe aussehendes elektronisches Gerät benutzen. Es wird gegen die Halspartie gedrückt und verstärkt die Schwingungen, die aus dem stimmbandlosen Kehlkopf dringen. Man hört dann – sehr leise, aber verständlich – eine blecherne, künstliche Stimme.
Ich flüchtete auf die Veranda hinaus, um dem gräßlichen Anblick der Operierten in meinem Zimmer zu entgehen. Aber auch hier waren, wohin immer ich den Blick wenden mochte, Menschen ohne Zunge, andere ohne Schlund, Kiefer oder Kehlkopf und wiederum solche, denen Kinn oder Nase fehlte ...
Um meine für die Versicherungsarbeit so wichtige Stimme zu retten, entschloß man sich zu einem Versuch mit Strahlentherapie. Leider hatte diese Behandlung keinen Erfolg. Im August eröffnete man mir, daß ich operiert werden müsse.
Am Abend vor der Operation versuchte ich – da ich wußte, ich würde nie wieder sprechen können – meiner Frau zu sagen, wie sehr ich sie und unsere Kinder liebe. Sie war sehr tapfer.
Ich erinnere mich noch genau daran, daß ich am nächsten Morgen betete und dauernd den Namen ›Jesus‹ wiederholte. Mir schien es richtig, daß dies das letzte Wort sein sollte, das ich sprach.
Nach 11 Stunden brachte man mich in mein Zimmer zurück. Die meiste Zeit davon hatte ich auf dem Operationstisch verbracht. Am nächsten Tag erfuhr ich, daß mir die Rachenpartie, der Kehlkopf, Teile der Speiseröhre sowie noch die-

ses und jenes Stück entfernt worden waren. Nun war ich selbst zu einem dieser ›Operationsscheusale‹ geworden, deren Aussehen mich noch vor einigen Monaten in Panik versetzt hatte. Von nun an mußte ich durch ein Loch – Stoma genannt – am unteren Ende meines Halses Luft holen. Nach Tausenden von Packungen Zigaretten sah ich – wie wir alle hier – nun doch etwas anders aus als die stattlichen Männer und die hübschen jungen Damen auf den Bildern der Zigarettenwerbung.«

6.9 Nachruf eines Nikotingebundenen[36]

»Mark Waters, langjähriger Reporter für das Honolulu Star-Bulletin, setzte am 27. 1. 1966 folgenden Text als seinen letzten Beitrag auf. ›Nehmt ihn als meinen Nachruf‹, erklärte er. ›Vielleicht hilft er jemandem.‹ Vier Tage später machte er seine letzten Korrekturen. Am Tag darauf, am 1. Februar, starb er an Lungenkrebs. ›Die Zigaretten sind mein Tod gewesen. Ich bin meinem Mörder zuerst begegnet, als ich mit 14 Jahren meinem Vater jeden Tag ein paar Zigaretten stahl. Anfangs wurde mir von jedem Lungenzug übel, aber meine Ausdauer siegte. Ich nahm dann, um mir Zigaretten kaufen zu können, verschiedene Gelegenheitsarbeiten nach der Schule an und probierte allerlei ausgefallene Marken. Dabei kam ich mir zwar mächtig überlegen vor, erinnere mich aber nicht, daß sie mir sonderlich geschmeckt hätten.

1928 warf die nahe Wirtschaftsdepression ihre Schatten voraus. Das Geld wurde knapp, und mein Vater teilte sich seine Zigaretten genau ein. So ging ich zusammen mit einem Freund dazu über, weggeworfene Stummel von der Straße aufzulesen. Wir rösteten den feuchten Tabak erst im Ofen trocken und rollten dann mit Reispapier Zigaretten daraus. Sie waren mörderisch.

Da es für junge Menschen keine Arbeit gab, beschloß ich, zur Marine zu gehen – das bedeutete einen Esser weniger zu Hause, und zweitens konnte ich Geld heimschicken. Von da an waren Zigaretten kein Problem mehr. Wenn man zur See fährt, kostet die Stange Zigaretten 40 Cent. Ich rauchte jeden Tag zwei Päckchen, meist durch die Lunge. Nach zwanzig Jahren war meine Marine-Karriere zu Ende, ich studierte und wurde Journalist.

Eines Abends bekam ich auf dem Wege zu meinem Auto einen kleinen Schlaganfall und taumelte nach links. Ich hatte an diesem Abend eine Zigarette nach der anderen geraucht und wußte, es kam davon. Zusammen mit meiner Frau versuchte ich daraufhin, das Rauchen aufzugeben. Acht Tage hielten wir durch.

Eigentlich habe ich am Rauchen nie Genuß gehabt. Nur die erste Zigarette morgens zum Kaffee schmeckte mir. Im Mund hatte ich immer einen schalen Geschmack. Zudem nahm mir das Rauchen den Appetit und brachte mir ein Lungenemphysem ein. Jede Bronchitis schleppte sich endlos dahin. Im Juni 1965 stellten sich Magenschmerzen ein, und ich stand nachts jede halbe Stunde oder Stunde auf, trank Milch und rauchte eine Zigarette. Im September bekam ich einen fürchterlichen Husten. Ich war heiser; im linken Lungenflügel regte sich ein unangenehmer Schmerz. Ich ging zum Arzt. Er horchte mich ab und ordnete eine Röntgenaufnahme an. ›Sie haben einen Lungentumor‹, erklärte er mir. Vier Tage darauf entfernte der Chirurg meinen linken Lungenlappen. Einen Monat später nahm ich meine Arbeit wieder auf. Seit dem Tag vor der Operation hatte ich keine Zigarette mehr angerührt. Das war mir nicht schwergefallen, denn ich hatte ja allen Anlaß dazu.

Ich erholte mich gut, nahm neun Pfund zu und fühlte mich wieder kräftig. Am 3. Januar glaubte ich dann, ich hätte mich erkältet. Ich suchte den Arzt auf, der mich operiert hatte. Er ließ einen Liter dunkelrote Flüssigkeit aus meiner linken Brusthöhle ab. Ich ging noch einige Male zu ihm. Schließlich meinte er: ›Der Zeitpunkt rückt näher.‹

Da gestand mir meine Frau, er habe ihr nach der Operation gesagt, ich hätte kein Jahr mehr zu leben. Damals wollte sie es nicht wahrhaben und verschwieg es mir. Ich kann es ihr nicht zum Vorwurf machen.

Es gibt vier Arten von Lungenkrebs. Jede Art scheint eine andere Wachstumsgeschwindigkeit zu haben. Mein Doktor hat mir das erklärt. Er sagte, daß von 20 Leuten mit Lungenkrebs nur einer überlebt, die anderen neunzehn sterben. Selbst wenn man alle Möglichkeiten der Heilbehandlung berücksichtigt, bleibt diese Überle-

bensquote bei Lungenkrebs unverändert. Bei diesem Krebs ist die Chance des Davonkommens im Gegensatz zu anderen Krebserkrankungen nicht 50 : 50.
Verständlicherweise legt mein Arzt einen wahrhaft missionarischen Eifer an den Tag, seine Mitmenschen vom Rauchen abzubringen. Für ihn steht die Beziehung zwischen Zigarettenrauchen und Lungenkrebs außer Zweifel. Die statistischen Beweise sind auch erdrückend. Man schätzt heute, daß jeder achte Mann, der zwanzig Jahre lang stark raucht (täglich zwanzig und mehr Zigaretten), an Lungenkrebs erkrankt.
Die schlimmen Folgen des Zigarettenkonsums beschränken sich jedoch nicht allein auf den Lungenkrebs. An Kranzgefäßleiden sterben doppelt, an Lungenemphysen zwölfmal so viel Raucher wie Nichtraucher, von Mundkrebs, Kehlkopfkrebs, Speiseröhrenkrebs und anderen Krebsarten ganz zu schweigen.
Manchmal müssen sich die Ärzte recht hilflos vorkommen. Unaufhörlich warnen sie Menschen wie mich, aber keiner will diese Warnungen hören. Und dann all die Zigarettenwerbung. ›Phantastische Summen werden da hineingesteckt‹, meinte mein Arzt, ›um den Menschen vorzugaukeln, Zigaretten könnten sie für manches andere entschädigen.‹
In Italien, England und der Schweiz ist bereits jegliche Zigarettenwerbung aus den Fernsehprogrammen verbannt worden. Das scheint mir ein Schritt in die richtige Richtung, denn man sollte, wie mein Arzt sagt, alles tun, damit die

Jugendlichen gar nicht erst mit dem Rauchen anfangen.
Ich weiß nicht, ob meine Leidensgeschichte irgend jemanden vom Rauchen abhalten wird. Ich bezweifle es sogar, denn kein Mensch, dem ich in den Ohren gelegen habe, hat das Rauchen aufgegeben – kein einziger.
Man denkt immer: ›So was passiert anderen, aber nicht mir.‹
Aber wenn Sie Ihren Lungenkrebs haben – dann stehe Ihnen Gott bei.
Sie brauchen nur diesen Schatten auf dem Röntgenbild zu sehen. Es ist ein gewaltiger Schock. Man kann dann nichts mehr dagegen tun.
Mir geht's im Augenblick ganz gut. Wenn ich Schmerzen bekomme, geben mir die Schwestern eine Spritze.
Ich bin sehr kurzatmig geworden. Nach spätestens fünf Schritten muß ich mich setzen. Der Krebs sitzt jetzt in der Leber, und ich weiß nicht, wo sonst noch.
Ich habe nicht den Schatten einer Chance.
Für mich ist es zu spät.
Für Sie vielleicht noch nicht.«

6.10 Nikotinsucht und Satan

J. R. Gschwend, ein Schweizer, berichtet in einem älteren Traktat folgendes:

»Ein gewisser Stadtrat, ein Freund von mir, hatte sich bekehrt und übergab Gott sein Leben. Er wurde befreit vom Alkohol, blieb aber ein Sklave des Tabaks. Er tat sein Bestes, das Rauchen aufzugeben, konnte aber dies böse Verlangen nicht überwinden. Dann und wann warf er die Zigaretten, die Pfeifen und den Tabak weg, aber schon am anderen Morgen, auf dem Weg zum Büro, konnte er nicht am nächsten Tabakladen vorbeigehen, ohne wieder einen guten Vorrat zu kaufen. Er sah mehr und mehr ein, daß er immer noch ein armer Sklave dieses giftigen Unkrauts war, und wurde entmutigt und verzagt.

An einem kalten Winterabend saß er allein in seinem Wohnzimmer. Er wärmte sich am Ofen und rauchte seine Pfeife. Er fühlte sich sehr beschämt, solch ein Sklave seiner Pfeife zu sein, und beabsichtigte, sie in den Ofen zu werfen. Er wußte wohl, daß dieses bedeuten würde, er werde am nächsten Morgen wieder eine andere kaufen müssen.

Er saß da und dachte ernstlich über diese Sache nach, als er plötzlich den Teufel in einer Ecke des Zimmers stehen sah, wie er seiner spottete und lachte, als ob er sagen wollte: ›Ich habe dich gebunden, du kannst nicht entfliehen!‹

Dies war so wirklich, daß er auf seine Knie fiel, weil er erkannte, daß letzten Endes all das Verlangen nach dem Rauchen nichts anderes war als des Teufels Macht. Er schrie zu Gott, er möge ihn ganz befreien von Satans Banden. Gott tat dies so völlig, daß er während 34 Jahren, bis er heimgehen durfte ins selige Himmelreich, nie mehr rauchen mußte.«

7. Raucherlaubnis bei evangelistischen Veranstaltungen?

Grundsätzlich sollte man in missionarischen bzw. evangelistischen Veranstaltungen keine Raucherlaubnis geben. Handelt es sich jedoch um Nachgespräche nach Evangelisationen, kann man – falls die Räumlichkeiten dieses erlauben – das Rauchen im Interesse der ans Rauchen gewöhnten Gäste gestatten, damit die Wahrheit der biblischen Botschaft in ungezwungener Atmosphäre bezeugt werden kann. Die Gäste könnten andernfalls ein Rauchverbot als eine ihnen nicht einleuchtende Einschränkung verstehen (vgl. 1 Kor 9,19–23), die sie hindert, sich für Jesus gewinnen zu lassen.

Es erscheint jedoch sinnvoll und ratsam, in solchen Räumen, in denen Gespräche über Glaubensfragen mit Nichtchristen stattfinden, (am Eingang) gut sichtbar durch Hinweisschilder, Prospekte und Verteilschriften[37] auf den Suchtcharakter und die Gesundheitsgefahren des Rauchens hinzuweisen. Auf diese Weise läßt sich möglicherweise der Tabakkonsum während der Gespräche etwas einschränken.

Auch unter vielen Christen ist – wie bereits dargestellt – ein starkes Gewohnheitsrauchen weit verbreitet. Leider bilden Mitarbeiter von missionarischen Arbeitszweigen hier keine Ausnahme. Gerade solchen nikotingebundenen Glaubensgeschwistern gelten die in diesem Buch gemachten seelsorgerlichen Ratschläge. Mit Jesu Hilfe freigewordene nikotinsüchtige Mitarbeiter sind anderen Neubekehrten, die noch an Zigaretten gebunden sind, meist sehr gute seelsorgerliche Helfer und Betreuer.

Missionarische Mitarbeiter sollten vornehmlich Nichtraucher sein. Von noch rauchenden Mitarbeitern sollte man so viel Zucht und Selbstbeherrschung erwarten, daß sie während der evangelistischen oder missionarischen Einsätze um Jesu und um der Frohen Botschaft willen freiwillig auf das Rauchen verzichten (zumindest öffentlich).

Nach meinen eigenen Erfahrungen tut man gut daran, in Teestuben und Kaffeehäusern das Rauchen nicht zu erlauben, aber draußen eine Rauchmöglichkeit anzubieten.

Bei Abschaffung der Raucherlaubnis in einer Teestube mit missionarischer Ausrichtung, in welcher der Autor tätig ist, wurde ein Blatt nachfolgenden Inhalts auf jeden Tisch gelegt:

Liebe Teestuben-Besucher!

> Herzlich möchten wir bitten, im Teestubenraum, in Gängen, in Küche und Toiletten *nicht zu rauchen*.
> Gelegenheit zum *Rauchen* besteht *draußen*. Bitte die dort bereitgestellten Abfalleimer benutzen!
>
> *Gründe für unsere Bitte:*

- *Erhaltung sauberer Luft auch für Nichtraucher*, die uns sonst fernbleiben würden. Nichtrauchen ist aktiver Umweltschutz!
- *Rücksichtnahme auf diejenigen*, die mit Jesu Hilfe *von* versklavender *Nikotingebundenheit frei* wurden. Sie möchten bei uns verständlicherweise nicht zum Rückfälligwerden verleitet werden.

○ Alle *Gewohnheitsraucher* möchten wir liebevoll *einladen, zu prüfen*, ob bei ihnen der *Nikotingenuß* bereits zur *Sucht* geworden ist, von der sie von sich aus nicht lassen können.
Falls bei *Dir* die echte Bereitschaft zum Aufgeben des überaus gesundheitsschädigenden Tabakkonsums besteht, wende Dich bitte an einen nichtrauchenden Teestuben-Mitarbeiter zu einem seelsorgerlichen Gespräch im Angesicht des lebendigen Gottes!

Für Dein Verständnis und Deine Rücksichtnahme danken wir.

Die Teestubenarbeit wurde durch das Rauchverbot nicht nennenswert behindert. Im Gegenteil! Einige Raucher fanden es recht gut, weil sie so an einem Abend mit viel weniger Zigaretten auskommen konnten. Außerdem wurde bei einigen Besuchern das Bewußtsein überhaupt erst geweckt, ein dem »Glimmstengel« versklavter Mensch zu sein.

8. Entwöhnung vom Rauchen auf psychologisch-technischen Wegen

8.1 Rauchen hat auch psychologische Hintergründe

Rauchen hat vielfältige psychologische Hintergründe. So behauptet beispielsweise eine amerikanische Forschergruppe, daß das Saugen an der Zigarette ein Instinkt sei, der auf das Saugen an der Mutterbrust zurückgeht. Nach ihren Feststellungen neigen ehemalige Daumenlutscher und Menschen, die nicht oder nur kurz an der Mutterbrust ernährt wurden, in erhöhtem Maße zum Rauchen. Man hat deshalb die Zigarette auch als Schnuller für Erwachsene bezeichnet.

Aus dieser Sicht ist es verständlich, daß versucht wird, mit psychologisch-technischen Methoden der Nikotinsucht Herr zu werden. Bei nicht zu stark gebundenen, willensstärkeren Rauchern haben diese Verfahren vielfach Erfolg.

8.2 Allgemeine Vorschläge zum Aufhören[38]

a) Es ist nie zu spät, mit dem Rauchen Schluß zu machen!
b) Zur Entwöhnung ist die Zeit zu empfehlen, in der die Zigarette ohnehin nicht schmeckt, z. B. bei einer Erkältung.
c) Gemeinsam mit befreundeten Nikotinabhängigen ist die Raucherentwöhnung leichter.

d) Allmähliches Abgewöhnenwollen ist in der Regel erfolglos. Es gilt, von heute auf morgen aufzuhören und konsequent zu bleiben!
e) Filterzigaretten stellen keinen Schutz vor Gesundheitsschäden dar. Die einzig gesunde Zigarette ist die, die *nicht* geraucht wird!

8.3 Trainingsprogramm zur Raucherentwöhnung[39]

Die Bundeszentrale für gesundheitliche Aufklärung hat ein wissenschaftliches Trainingsprogramm entwickelt, mit dem man in 10 Wochen Nichtraucher werden kann. Dem Programm liegt eine Methode zugrunde, bei der zunächst das eigene Rauchen bewußt und verständlich gemacht wird. Dann lernt man mit Hilfe der Selbstkontrolle schrittweise seinen Zigarettenkonsum zu reduzieren. Das bedeutet: Man lernt mit typischen »Rauchsituationen« ohne Zigarette fertig zu werden.

Für alle, die das Rauchen von heute auf morgen einstellen wollen, sind die folgenden Hinweise gedacht. Sie können ihnen bei der Umstellung eine Hilfe sein:

- Fassen Sie den Entschluß, das Rauchen aufzugeben, zusammen mit jemandem, den Sie mögen. Das erleichtert es Ihnen, Ihren Vorsatz auch durchzuführen.
- Nehmen Sie anfangs immer etwas zum Kauen oder Lutschen mit: zuckerfreien Kaugummi, Diabetikerbonbons, Pfefferminz, Lakritz oder saure Drops. Manchmal hilft auch eine Mentholzigarettenspitze, auf der man herumkauen kann.
- Entfernen Sie aus Ihrer Umgebung alles, was Sie ans Rauchen erinnert: vor allem Zigaretten, Streichhölzer, Aschenbecher, Feuerzeuge.

- Manchen hilft es, mehr zu trinken, um die Nikotinrückstände aus dem Körper »herauszuspülen«. Empfehlenswert sind kalorienfreie oder -arme Getränke wie Wasser, Sprudel, kalorienarme Limonaden oder Säfte.
- Meiden Sie in der ersten Zeit Getränke, die Ihnen Appetit auf eine Zigarette machen, vor allem Alkohol. Trinken Sie Tee, wenn Sie gewohnt sind, zum Kaffee zu rauchen, und Kaffee, wenn Sie Teetrinker sind.
- Da viele Raucher auch Untätigkeit und Langeweile mit Rauchen ausfüllen, ist es empfehlenswert, sich um eine aktive Freizeitgestaltung zu bemühen.
  Planen Sie vor allem in der ersten Zeit des Nichtrauchens Ihre Freizeitaktivitäten im voraus, so daß Sie in Versuchungssituationen auf etwas zurückgreifen können, was Ihnen Spaß macht.
- Verschaffen Sie sich viel körperliche Bewegung, möglichst im Freien; sie trägt dazu bei, daß Sie sich wohl fühlen, sie regt den Kreislauf an, und Sie spüren schon sehr bald, daß Sie als Nichtraucher leistungsfähiger sind.

Das Trainingsprogramm wird von Volkshochschulen, einigen Gesundheitsämtern und manchen Krankenkassen angeboten. Erkundigen Sie sich bei Ihrer Volkshochschule oder Krankenkasse, ob Sie dort an einem Nichtrauchertraining teilnehmen können. Oder rufen Sie bei einem Träger der Gesundheitserziehung Ihres Bundeslandes an.

8.4 Entwöhnungskuren[40]

Es gibt sehr vielfältige Arten von Entwöhnungskuren für Raucher. Es kann sich um individuelle psychotherapeutische Betreuungen handeln wie auch um gruppentherapeutische Maßnahmen. Die Leitung der Gruppenentziehungskuren liegt vielfach in den Händen eines Arztes, eines Seelsorgers oder eines Psychologen.

8.5 Gesamtbeurteilung psychologisch-technischer Methoden

Die unmittelbaren Kurerfolge sind meistens ermutigend. Wenn man allerdings die Dauer der Nikotin-Abstinenz der Kurteilnehmer betrachtet, so erkennt man eine sehr große Rückfallquote. Nach einem Jahr waren es z. B. bei anfänglich 85% Nikotinsuchtbefreiten nur noch 15–30%. Das Endresultat ist daher als sehr bescheiden zu bezeichnen.[41]

Aus diesem Grund ist die nachfolgend behandelte seelsorgerlich-geistliche Komponente bei der Befreiung von Nikotingebundenheit von außerordentlicher Wichtigkeit. Die psychologisch-technischen Entwöhnungsmethoden können dennoch durchaus wertvolle, unterstützende Hilfestellungs-Funktionen übernehmen.

9. Befreiung von Nikotinsucht mit Gottes Hilfe

9.1 Grundsätzliches

Nach den Überlegungen der vorausgehenden Kapitel dürfte es jedem Christen schwerfallen, wirklich triftige Einwände und Entschuldigungsversuche für den Griff nach der Zigarette, der Zigarre oder der Pfeife vorzubringen. Ich hoffe, jedem Leser wird klargeworden sein, daß es für Christen besser ist, das Rauchen mit Gottes Hilfe und persönlicher Willensanstrengung aufzugeben.

Solltest du als Christ der Nikotinsucht verfallen sein und erkennen, daß du hiermit dir selbst, aber auch anderen Menschen Schaden zufügst, dann kann dir geholfen werden. Aber es kommt entscheidend darauf an, ob du deine völlige Befreiung von der Nikotinabhängigkeit auch wirklich *willst*. Die Bibel warnt sehr eindringlich: »Wer seine Sünde leugnet (d. h. verschweigt, verharmlost, bagatellisiert), dem wird's nicht gelingen. Wer sie aber bekennt und läßt, der wird Barmherzigkeit erlangen« (Spr 28,13).

Halbherzigkeit und leichtfertig vorgebrachte Bitten an Jesus, dich von der Sucht zu befreien, haben meist keinen Erfolg und können dich in die Resignation führen. Die durch Jesus Christus bereits für dich erwirkte Befreiung von der Nikotinsucht bekommst du nur dann, *wenn du es uneingeschränkt und aufrichtig willst*! Liebäugelst du weiter mit dem Sklavenhalter Nikotin? Macht es dir Freude, dem Laster weiter zu frönen?

Die Schritte zur Suchtbefreiung umfassen: Schuld- und Sündenerkenntnis und -bekenntnis; die Bitte an Jesus Christus um Vergebung; bedingungslose erneute Unterstellung des weiteren Lebens unter den Willen und die Führung Gottes.

a) bei *schwacher*, kurzer Bindung an die Nikotinsucht und starkem eigenen Willen wird dies im persönlichen Gebet vor Gott allein gelingen.
b) Handelt es sich um ein *starkes*, langes Versklavtsein, so sei dir geraten: Suche ein seelsorgerliches Gespräch mit einem in einer bibelgemäßen, lebendigen Glaubensbeziehung zu Christus stehenden Pfarrer, Prediger oder einem seelsorgerisch befähigten Christen. Gehe zu ihm und sprich offen mit ihm über deine Nikotinsucht und erbitte seinen Beistand. Es ist kein Zeichen von Schwäche, wenn du seine Hilfe in Anspruch nimmst, sondern ein deutliches Zeichen von Mut und aufrichtiger Bereitschaft, die Nikotinsucht wirklich aufzugeben. Bekenne dem Herrn Jesus Christus in der Gegenwart des anderen Menschen deine Nikotingebundenheit und bitte ihn inständig, die durch ihn bereits erwirkte Befreiung von dieser Sucht dir zuteil werden zu lassen!

   Der Gottessohn hat die Macht, dich dem versklavenden Tyrannen Nikotin (und anderen Süchten) zu entreißen, und deinen schwachen Willen zu stärken, so daß du sofort auf jeglichen Tabakkonsum verzichten kannst.

   Nach dem seelsorgerlichen Gespräch wirst du noch einige Zeit suchtgefährdet bleiben. Deshalb brauchst du unbedingt weiter praktischen Rat und seelsorgerliche Hilfe. Suche deshalb, soweit irgend möglich, die Gemeinschaft mit Menschen, die sich durch das Evangelium haben retten lassen und jetzt mit Jesus leben. Lies täglich in der Bibel und laß keinen Tag ohne längeres Beten (mit Lob, Dank, Sündenbekenntnis und Bitte um Vergebung sowie Fürbitte) vergehen; dann wirst du in dem bewahrenden Kraftfeld Gottes bleiben! Ein Rückfälligwerden mit allen deprimierenden Folgen wird so weitgehend ausgeschlossen.

c) Bei *sehr starker* und sehr langer Gebundenheit an Nikotin ist eine dämonische Bindung nicht auszuschließen. Zur Befreiung in solchem Fall sind die in Kapitel 9.3 gegebenen Ratschläge hilfreich.

9.2 Der Glaube bei der Suchtbefreiung

Wir singen als Christen: »Ein volles, freies, ewiges Heil hat Jesus uns gebracht.«

Das ist die Wahrheit. Demgegenüber steht aber eine enttäuschende Wirklichkeit:

Viele von uns Christen haben sich bekehrt und ihr Leben persönlich dem Herrn übergeben; und doch sind da noch alte Gebundenheiten, darunter das starke Rauchen, die ihre Herrschaft ausüben wie früher.

Müssen wir also unser Leben lang Sklavenketten tragen?

Nein. Wir sind von Jesus zur Freiheit berufen. Die Frage ist nur: *Wie werde ich frei?* Wie komme ich von meiner Nikotinsucht los?

Zunächst muß klar gesagt werden, wie man *nicht* frei wird. Frei wird man *nicht* durch gute Vorsätze, durch ein Sich-Zusammennehmen. Auch durch das Kämpfen gegen die Sucht, wie man vielfach in Büchern lesen und von

Kanzeln hören kann. Uns ist wohl ein Kampf des Glaubens aufgetragen, aber kein Kampf gegen die in uns wohnenden Sünden (in Hebr 12,4 ist von Sünde, die *von außen* in Verfolgung und Feindschaft anstürmt, die Rede).

Der bekannte, erfahrene Seelsorger E. Modersohn schreibt:[42]

> »Wenn früher jemand zu mir kam und mich fragte, wie er loskommen könne von seiner Gebundenheit, gab ich ihm den Rat, er solle darum beten. Aber nach einigen Wochen kam der Betreffende wieder und sagte mir: ›Es hat nichts geholfen.‹ Dann wußte ich keine Hilfe mehr.
> Heute gebe ich diesen Rat nicht mehr. Ich weiß, daß er nicht zum Ziele führt. Er kann nicht zum Ziele führen. Wieso?
> Nun, wenn ich bete: ›Herr Jesus, erlöse mich von dieser und jener Gebundenheit‹ – dann sieht es doch so aus, als ob ich davon erst noch erlöst *werden müßte*. Aber was hat der Herr Jesus am Kreuz gesagt? ›Es ist vollbracht!‹ Er hat die Erlösung völlig und ganz vollbracht. Da ist keine besondere Erlösung für dich oder für mich mehr nötig. Wer ihn bittet: ›Herr, erlöse mich von meiner Heftigkeit oder von meiner Eitelkeit‹, tut so, als ob die Erlösung noch nicht vollbracht wäre oder als ob doch noch etwas daran fehlte. Wer um seine Erlösung betet, entwertet das Kreuz und glaubt nicht an das Wort vom Kreuz: ›Es ist vollbracht!‹
> Sieh, während du den Herrn Jesus bittest, er möge dich erlösen, während du also etwas von

ihm erwartest, erwartet *er* etwas von dir, nämlich daß du an die vollbrachte Erlösung *glauben* sollst. Darum ist bei deinem Beten um die Erlösung von deinen Gebundenheiten nichts herausgekommen. *Wir werden nicht durchs Beten erlöst, sondern durch den Glauben, und zwar durch den Glauben an die auf Golgatha bereits vollbrachte Erlösung.*

Wir brauchen nicht mehr erlöst zu werden, wir sind erlöst! Nicht Gott hat bei uns etwas versäumt oder unterlassen, sondern es hat an uns und unserm Glauben gefehlt.

Der Weg, den du gegangen bist, der Weg des Gebets, führt nicht zum Ziel. Auf diesem Wege wird man nicht frei. Das habe ich erfahren und viele mit mir.

Aber eins muß ich dich fragen, ehe ich dir den Weg zur Freiheit zeige: Willst du wirklich frei werden? Ich habe oft den Eindruck, daß manche wohl davon reden, wie sie frei werden könnten, aber wenn es darauf ankommt, wollen sie es in Wirklichkeit gar nicht. Im Grunde ihres Herzens haben sie die Sünde lieb und wollen nicht von der Sünde lassen. Darum frage ich dich: *Willst du wirklich loskommen von deinem eigenen Ich?* (...)

Es gibt einen Weg, um frei zu werden. Das ist der Weg über *Golgotha*. Am Kreuz von Golgatha ist uns Freiheit erworben. Unterm Kreuz lernt man zu singen und zu jubeln: ›Welch Glück ist's, erlöst zu sein, Herr, durch dein Blut!‹

Bitte schlag einmal in der Bibel Römer 6 auf! Was steht da im 6. Vers? Da heißt es: ›Wir wissen, daß unser alter Mensch samt ihm gekreuzigt ist, auf daß der sündliche Leib aufhöre, daß wir hinfort der Sünde nicht dienen.‹ (. . .)

Der eine hat hier seine ›schwache Seite‹, der andere da. Aber jeder von uns hat seine besondere Gefahr. Wir haben alle unsern ›alten Menschen‹, wenn er sich auch ganz verschieden äußert.

Und von diesem alten Menschen sagt nun Paulus, er sei mit Christus gekreuzigt.

Wie? Der alte Mensch gekreuzigt? Gibt er denn nicht immer wieder Beweise, daß er noch lebt? (. . .)

Ich habe Brüder gefunden, die lachten darüber, wenn man ihnen sagte, daß der alte Mensch abgetan sei. Aber das Wort sagt es doch! Wir können uns nicht über das Wort hinwegsetzen. (. . .) Nein, wenn das Wort Gottes mit meiner Erfahrung nicht übereinstimmt, dann darf ich nicht das Wort Gottes meistern, sondern dann muß ich meine Erfahrung mit dem Wort in Einklang zu bringen suchen. Das Wort soll *recht behalten*, und *meine Erfahrung soll unrecht* haben.

Wie kommt es nun dahin, daß Wort und Erfahrung in Übereinstimmung kommen? Daß unsre Erfahrung ebenso wie das Wort Gottes sagen kann: ›Unser alter Mensch ist gekreuzigt?‹

Es gibt nur *einen* Weg, wie wir in den Besitz der Segnungen Gottes gelangen können, das ist der Weg: *durch den Glauben*. Wir müssen es *glauben*, daß unser alter Mensch mit Christus gekreuzigt sei.

›Ja‹, sagst du vielleicht, ›wie soll ich das glauben? Ich sehe, daß mein alter Mensch noch lebt, und ich soll glauben, daß er gekreuzigt sei?‹ Mein Freund, du machst einen Fehler. Dieser Fehler wird sehr oft gemacht. Du willst erst erfahren, daß dein alter Mensch gekreuzigt ist, und *dann* willst du es nachher glauben. Das geht nicht. *Erst glauben, dann erfahren!* Nicht umgekehrt! Wir kommen nur durch den Glauben in den Besitz der herrlichen Güter des Heils, nicht auf dem Wege der Erfahrungen. Du mußt erst glauben, danach wirst du es auch erfahren.

Jetzt kommt dein neuer Einwand: ›Ja, das kann ich aber *nicht begreifen*, daß der alte Mensch gekreuzigt sein soll. Wie soll ich das verstehen?‹ (...) Wir glauben als Christen viele Tatsachen, die wir nicht begreifen und verstehen können. Nun, so wollen wir es doch mit der Tatsache auch machen, die uns Paulus in Römer 6 bezeugt: ›Unser alter Mensch ist mit Christus gekreuzigt.‹ Geh und sag dem Herrn: ›Herr Jesus, ich kann es nicht verstehen und begreifen, was dein Wort sagt: daß mein alter Mensch mit dir gekreuzigt sei; aber ich glaube es, weil es geschrieben steht. Herr, ich danke dir, daß du durch deinen Tod am Kreuz mich von der Tyrannei meines alten Menschen (d. h. auch der Nikotinsucht[43]) erlöst hast, so daß ich hinfort ihm nicht mehr zu dienen brauche.‹

Das ist ein Glaubensschritt, den du zu tun hast. Du mußt gewissermaßen noch einmal zum Glauben kommen. So wie du damals zum Glauben kamst, daß Jesus *für dich* gestorben sei und dir

deine Sünden vergeben habe, so mußt du nun zum Glauben kommen, daß du *mit ihm* gestorben bist, daß er dich erlöst hat von der Herrschaft deines eigenen Ichs. Sieh, das Kreuz von Golgatha predigt nicht nur: *Er starb für mich*, sondern es predigt auch: *Ich starb mit ihm*.
Diese Wahrheit müssen wir glaubend uns zu eigen machen. (...)
Es ist aber ein großer Irrtum zu denken, der alte Mensch sei nun gekreuzigt, nun gäbe es keine Versuchung und keine Sünde mehr. (...)
Darum muß auf Glaubens*schritt* von Vers 6 der Glaubens*weg* von Vers 11 folgen: ›Also auch ihr, haltet euch dafür (d. h. rechnet damit), daß ihr der Sünde gestorben seid, und lebt Gott in Christus Jesus, unserm Herrn.‹ (...) Es heißt nicht, daß die *Sünde* gestorben ist. O nein, die Sünde lebt noch. Die Sünde ist noch eine Großmacht in der Welt. Nein, nicht die Sünde ist gestorben, sondern *wir* sind gestorben. Wenn jemand gestorben und begraben ist, dann ist er nicht mehr da. Der Sünde gestorben sein, heißt: nicht mehr für die Sünde da sein.
(In einer Nachversammlung fragte ein Bruder einen neubekehrten ehemaligen argen Schnapstrinker:[44])
›Gibt es noch Schnaps in der Stadt?‹
›Jawohl!‹ antwortete der Mann.
›Bist du noch für den Schnaps da?‹
›Nein.‹
›Für wen bist du jetzt da?‹
›Für den Herrn Jesus.‹ (...)
Kommen Proben und Versuchungen an uns her-

an, so gilt es, daran zu denken: Ich bin nicht für die Sünde da, ich bin für Gott da. (...)
Das hat Graf Zinzendorf in einem Vers zum Ausdruck gebracht: ›Und wenn mich böse Lust anficht, dann dank' ich Gott, dann muß ich nicht; ich sprech' zum Stolz, ich sprech' zum Geiz: Dafür hing unser Herr am Kreuz!‹ (...)
Das ist der Glaubens*weg*, der auf den Glaubens*schritt* folgen muß: Man muß in allen Versuchungen den Blick aufs Kreuz und den Gekreuzigten richten. Es geht *aus* Glauben *in* Glauben. Es geht von einer Probe in die andere. Aber es gibt keine Versuchung, in der wir nicht durch den Blick des Glaubens auf den Gekreuzigten siegen könnten. Der Blick auf den Herrn hat eine wunderbare Kraft (vgl. Mt 14,28–32). (...)
Wir müssen es lernen, mit dem Blick auf den Herrn Jesus durch unsere Tage zu gehen.«

Gottes Wort in Hebr 12,1–2 mahnt uns eindringlich: »So wollen denn auch wir ... alles, was uns beschwert und besonders die uns so leicht umstrickende Sünde ablegen und mit standhafter Ausdauer in dem uns obliegenden Wettkampf laufen, indem wir dabei hinblicken auf Jesus, den Anfänger und Vollender des Glaubens ...« (nach Menge).

Modersohn schreibt weiter:[45]

»Dieser Blick auf den Herrn ist aber eine Sache der Übung. Es kann sein, daß du im Anfang diesen Blick vergißt und Niederlagen erlebst. Dann verzage nicht, dann denke nicht: Ach, nun

war es doch wieder nichts mit mir! Nein, beuge dich und fange getrost von vorne an. Wie oft geht es einem ehemaligen Trinker so, daß er rückfällig wird! Gibt man ihn darum auf? Mitnichten, sondern man sagt ihm: ›Nur nicht verzagen! Hab Mut und unterschreib noch einmal!« Und endlich, endlich lernt er es doch, an den Wirtshäusern[46] vorbeizugehen und die Einladungen der alten Freunde abzulehnen.
So mußt du es auch machen. Wenn du wieder eine Niederlage erlitten hast, dann gib den Mut nicht auf. Fang von vorne an und übe dich immer besser darin, deinen Weg mit dem Blick auf den Herrn zu gehen.
Wie du das machen sollst? Darauf möchte ich dir zunächst antworten: Fang alle deine Gebete mit dem Dank für die vollbrachte Erlösung an! Werde nicht müde, dem Herrn Jesus für das wunderbare und umfassende Heil zu danken, das er für dich vollbracht hat. Es steht geschrieben: ›Wer Dank opfert, der preiset mich, und das ist der Weg, daß ich ihm zeige mein Heil‹ (Ps 50,23).
Das zweite ist: Erwarte nichts mehr von dir und deinen guten Vorsätzen. Erwarte alles allein von der bewahrenden Gnade. Geh nicht mehr so gedankenlos durch deine Tage, sondern geh mit dem Gebet um die bewahrende Gnade. (. . .)
Und ein Drittes: Du mußt erkennen, daß die Hauptversuchungen des Feindes von Menschen ausgehen. (. . .)
Wenn du es so machst (. . .), wirst du nicht mehr von Niederlage zu Niederlage, sondern von Sieg zu Sieg gehen.

Sieh, das ist der Weg, wie man frei *wird*: Man muß das vollbrachte Heil von Golgatha glaubend ergreifen. Und das ist der Weg, wie man frei *bleibt* von der Tyrannei des alten Menschen: daß man dieses Heil im Glauben festhält.«

In Anmerkung zu falschen Auslegungen von Gal 5,24 schreibt Modersohn dann:[47]

»Die Erlösung *ist vollbracht*. Unser alter Mensch ist gekreuzigt. Er braucht nicht noch einmal gekreuzigt werden. Gott sei Lob und Dank dafür. Wir brauchen es nur zu *glauben* und dafür zu *danken*, um es zu *erfahren*: ›Mein alter Mensch ist gekreuzigt.‹ Und wir dürfen in allen Lagen des Lebens, in allen Versuchungen damit rechnen. So wird aus unserem Leben, das bisher voller Niederlagen war und dem Herrn Schande machte, ein Siegerleben, das ihn verherrlicht!
Was macht uns frei von der Sklaverei des alten Menschen? Das Kreuz von Golgatha. Und was erhält uns frei? Das Kreuz von Golgatha.
Am Kreuz werden wir inne: Unser alter Mensch ist samt Ihm gekreuzigt, daß wir hinfort der Sünde nicht dienen. Dort lernen wir es, damit zu rechnen, daß wir der Sünde gestorben sind, und leben Gott in Christus Jesus, unserm Herrn. (...)
Eins möchte ich noch hinzufügen, was mir im Laufe der Zeit immer wichtiger geworden ist. Du mußt dich nicht mit der Sünde beschäftigen, wenn du von ihr frei werden willst, sondern du mußt deiner Seele Kraft zuführen, um Macht und Sieg über die Sünde zu bekommen. (...)

Du mußt deiner Seele Kraft zuführen, zunächst durch das Lesen des *Wortes Gottes*. Dein Streben, frei zu werden von der Sünde wird nicht zum Ziel führen, wenn du deine Seele nicht mit dem Brot des Lebens im Wort Gottes nährst. Lies fleißig, treulich, täglich betend das Wort Gottes! Lies es, wie du Brot ißt. Dann wirst du bald erfahren, daß eine Kraft davon ausgeht, daß deine Seele der Sünde gegenüber Widerstandskraft bekommt.

Zum Wort Gottes muß *das Gebet* kommen – nicht nur das Gebet um das Freiwerden von der Sünde, sondern ein Gebetsverkehr, ein Gebetsleben überhaupt. Gewöhne dich daran, nichts zu tun, ohne dich mit Gott, dem Herrn, in Verbindung gesetzt zu haben. Geh deshalb mit Gebet *in* den Tag und *durch* den Tag und *aus* dem Tag – und deine Tage werden ein ganz anderes Gepräge bekommen, wenn du dich in der Gegenwart des *Herrn Jesus Christus* weißt, wirst du dich nicht gehen lassen. Und das Bewußtsein ›Gott ist gegenwärtig‹ bekommst du, wenn dein Leben ein Gebetsleben wird.

Das dritte Gnadenmittel, das du treulich pflegen mußt, ist die *Gemeinschaft mit Kindern Gottes*. Was für Kräfte der Bewahrung und der Förderung im inneren Leben gehen davon aus! Wenn man Zeugnisse hört, wie der und jener frei geworden ist von dieser und jener Gebundenheit, dann bekommt man dadurch immer wieder neuen Mut und neue Zuversicht.

Das letzte wichtigste Stück ist das *Brotbrechen*, wie es in Apostelgeschichte 2,42 heißt, wo die vier Gnadenmittel genannt werden, in denen die erste

Gemeinde in Jerusalem blieb. Viel zu wenig werden die Kräfte geschätzt, die im Abendmahl für gläubige Teilnehmer enthalten sind. Benutze doch jede Gelegenheit, die du hast, um mit Kindern Gottes zusammen das Mahl des Herrn zu feiern. Du wirst sehen, daß dir dadurch Kraft mitgeteilt wird, die du brauchst, die du ersehnst, um von deinen Gebundenheiten frei zu werden. Glaube an die auf Golgatha vollbrachte Erlösung, führe ein Leben der Gemeinschaft mit Gott, und du wirst auch erfahren, was schon viele erfahren haben:

Die hart Gebundenen macht er frei,
und seine Gnad' ist mancherlei.
Halleluja! Halleluja!«

9.3 Freiwerden bei sehr starker Nikotinsucht dämonischen Ursprungs[48]

9.3.1 Satan der Sklavenhalter

Vielfach wird *das* Böse in der Welt heute als eine zwar große, aber doch unpersönliche Macht betrachtet. Die Bibel und die Erfahrung vieler Christen in aller Welt lehren uns, daß Menschen durch *den* Bösen in der Person Satans zur Sünde verführt werden. Satan und seine Dämonen sind *persönliche Gegner*.

Aus eigener Kraft sind wir den Angriffen Satans niemals gewachsen. Daher ist die *Bitte Jesu um Bewahrung* so dringend nötig für uns: »Ich bitte nicht, daß du sie aus der Welt nimmst, sondern daß du sie bewahrst vor dem Bösen«, d. h. vor dem Teufel (Joh 17,15).

Durch dauernden Ungehorsam gegen Gottes Gebote und Weisungen und durch unvergebene Schuld kann ein Mensch ein *Gebundener* Satans werden. Bei einem solchen Menschen bedarf es der klaren Erkenntnis, daß es der Wille Gottes ist, daß der Sünder sich vor ihm beugt und ihm sein Leben ausliefert. Jesus, der Sohn Gottes, ist der große Gegenspieler Satans, der »erschienen ist, um die Werke des Teufels zu zerstören« (1 Joh 3,8). Während seines Erdenlebens wie auch als der erhöhte Heiland hat Jesus viele Menschen aus der Sündengebundenheit befreit.

Auch dich Nikotingebundenen will Jesus freimachen. Im vollen Bewußtsein seiner Sendung hat er das Wort gesprochen: »Wenn euch der Sohn frei macht, so seid ihr recht frei« (Joh 8,36).

9.3.2 Befreiung durch Jesus Christus

Um dich aus der Nikotingebundenheit zu befreien, beansprucht Jesus dein ganzes Seelenleben: dein Denken, Fühlen und Wollen.

a) Dein Denken

Es gilt klar zu erkennen, daß du durch Satans Verführungen und deine starke Nikotingebundenheit in eine Abhängigkeit von ihm geraten bist. Das bedeutet Schuld, Sünde, Ungehorsam vor Gott, die er bestrafen muß. Doch Gott liebt dich! Weil Jesus durch seinen Tod den Sieg über den Satan errungen hat, kann der kindlich-dankbare Glaube daran auch dir den Sieg über Satan schenken. Jesus verheißt dir wirkliche Befreiung.

Schenke daher dem Feind keinen Glauben, wenn er dir einzureden versucht, deine Sucht sei viel zu stark und deine Sünde viel zu groß, als daß sie dir vergeben werden könnte.

Jesu Macht ist stärker als die Macht Satans, weil durch Jesu Sieg am Kreuz »der Fürst dieser Welt gerichtet ist« (Joh 16,11); du hast in deinem Kampf gegen Sünde und Nikotinsucht den Sieger Jesus auf deiner Seite!

b) Dein Fühlen

Um dich aus der Sünden- und Nikotingebundenheit zu lösen, beansprucht Jesus auch dein Fühlen, dein Herz. Die Liebe zu Jesus wird dich erfüllen, wenn du erkannt hast, daß Gott aus Liebe zu dir seinen Sohn ans Kreuz gegeben hat (1 Joh 4,9). Jesus starb *für dich* und hat dadurch die wunderbare Möglichkeit geschaffen, dir *alle* Sünden zu vergeben und *alle* deine Gebundenheiten zu lösen. Hast du dies erkannt, wirst du ihn wiederlieben und ihm danken. Jesu Liebe erzeugt deine Gegenliebe (1 Joh 4,19). Je mehr du von der Liebe Jesu zu dir durchdrungen bist und je mehr du bereit wirst, dein Leben Jesus anzuvertrauen, um so leichter wird es dir fallen, den Versuchungen Satans, die nicht ausbleiben werden, standzuhalten.

c) Dein Wille

Wenn der Glaube an Jesus und die Liebe zu Jesus dich erfüllen, wirst du auch den ernsten Willen haben, der Sünde und Nikotinsucht abzusagen. So wie Jesus seine

Jünger auffordert: »Liebet ihr mich, so haltet meine Gebote« (Joh 14,15), so kann nur aus deiner Liebe zu deinem Lebensretter Jesus Gehorsam zu ihm hervorgehen. Aus Liebe zu deinem Erlöser gib deiner Nikotingebundenheit den Abschied!

Höre *nicht* auf den Teufel, der dir einflüstert: »Du brauchst deine Lieblingssünde ›Rauchen‹ nicht so ernst zu nehmen. Es ist nicht schlimm, wenn du hin und wieder nachgibst. Warum willst du denn ganz frei werden und auf jeden Genuß verzichten? Und überhaupt, es gelingt dir ja doch nicht, wirklich ganz frei zu werden!«

Solange du noch mit der Sünde und Gebundenheit liebäugelst, kann Jesus dich nicht freimachen. Darum wende dich mit aller Entschiedenheit von Satan und der Nikotingebundenheit ab, mit der er dich gefesselt hält. Falle in tiefer Sündenerkenntnis und Reue nieder vor dem lebendigen Gott, mit der Bitte um Vergebung aller deiner Schuld und allen Ungehorsams und mit der Bitte um Kraft, mit seiner Hilfe ein neues Leben ohne das Rauchen zu beginnen. Er wird dir die Kraft dazu schenken, *wenn* es dir ein *ernstes* Anliegen ist, ihm zu gehorchen.

Sei mit ganzem Ernst bestrebt, Satan den Gehorsam zu kündigen und die Sünde zu hassen und zu lassen! Erst wenn du einen entschiedenen Bruch mit der Sünde des übermäßigen Rauchens vollzogen hast, schenkt dir Jesus den vollen Frieden (Jes 48,18). Nur er kann dir helfen. Du allein schaffst es niemals. Auch ein starker Wille, auch der beste Vorsatz oder gar ein Gelübde bilden keine Gewähr, daß du standhaft bleiben wirst.

9.3.3 Seelsorge für Gebundene unerläßlich

Für einen Gebundenen, der ernsthaft frei werden will, ist es von größter Bedeutung, sich einem nicht (mehr) rauchenden Seelsorger anzuvertrauen. Menschlicher Beistand ist vielfach unentbehrlich, um aus einer Gebundenheit zum inneren Frieden zu gelangen. Im Kampf um seine Freiheit ist der Gebundene auf sich allein gestellt der Macht Satans vielfach nicht gewachsen. Eine regelmäßige Aussprache mit dem Seelsorger und eine fortwährende Gebetsunterstützung in treuer Fürbitte (möglicherweise auch unter Fasten) sind dringend geboten.

Es ist klar, daß Satan einen vor dem lebendigen Gott zusammengebrochenen Gebundenen mit aller Macht zu behalten sucht. Er wird alles unternehmen, einen solchen Menschen von neuem durch stärkste Versuchungen und falsche Vorspiegelungen an sich zu fesseln. Daher vollzieht sich die Befreiung eines gebundenen Menschen oft nur langsam und schleppend, weil er sich immer wieder Hintertürchen offenzuhalten sucht. Satan gaukelt ihm vor, daß er sich von seinem bisherigen Leben auf keinen Fall völlig trennen kann. Deshalb geschieht es häufig, daß er durch Lüge und Verstellung die Bemühungen des Seelsorgers zu unterlaufen versucht. Satan hält ihn oft von einem umfassenden Sündenbekenntnis ab, damit er weiter etwas von seiner Sündenlast mit herumschleppen muß. Er redet ihm etwa ein:

Der Seelsorger braucht doch nicht *jede* Sünde zu wissen – Warum willst du dich vor einem Menschen so demütigen? – Laß dir doch Zeit, es eilt ja nicht!

So hält der Gebundene in der Seelsorge nicht selten das Wesentliche zurück und bricht die Beziehungen zu seinen bisherigen Götzen nur teilweise ab.

Gottes Geist wird jedoch einen Gebundenen, der es ehrlich meint, dazu bringen, alle Schuld und Sünde, auch die in sein Unterbewußtsein verdrängte und vergessene, zu bekennen und herauszugeben.

Bei Gebundenen kann es immer wieder zu Rückfällen in die alten Sünden kommen. Satan unternimmt immer wieder neu Versuche, Ansprüche an seinen früheren Sklaven zu bekommen, vor allem bei Süchtigen. In solchen Fällen erscheint es dringend geboten, daß der Gebundene in Anwesenheit des Seelsorgers und/oder anderer Glaubender bezeugt, daß er sich endgültig von Satan lösen will. Dies geschieht am besten wie nachfolgend beschrieben.

9.3.4 Absage-Gebet[49]

»Hiermit sage ich mich los von Satan und allen dämonischen Mächten; ich will mit ihnen in keiner Weise mehr zu tun haben. Vielmehr übergebe ich mich mit allem, was ich bin und habe, dir, dem heiligen Gott und meinem himmlischen Vater. Ich will von jetzt an mich an dich gebunden wissen. Alles sündhafte Wesen sei dir ausgeliefert. Tilge meine ganze Vergangenheit mit allen Sünden durch dein Blut, Herr Jesus, und fange etwas ganz Neues in mir an! Erfülle mich täglich mit deinem Geist und laß nicht zu, daß der Feind noch irgendeine Macht über mich hat! Amen!

> Erst auf solches Absagegebet hin, das unter Umständen wiederholt werden muß, erfolgt vielfach die völlige Lösung. Denn nur durch eine ausdrückliche Absage an den Teufel können dessen

Ansprüche an den Menschen beseitigt werden, so daß die Bindung aufgehoben wird. Je mehr du auf diese Weise mit ehrlichem Verlangen dich dem göttlichen Einfluß übergibst, um so mehr wird der Dämon in dir verdrängt und Gottes Geist in deinem Herzen an Raum gewinnen. Und wenn sich auch die alten Gedanken und Leidenschaften wieder zeitweise melden, ja, wenn du auch weiterhin jeden Tag aufs neue von der Sünde überrumpelt würdest, so darfst du doch wissen, daß auch die göttliche Barmherzigkeit jeden Morgen neu ist (Kla 3,23). Keine einzige Sünde bleibt unvergeben, wenn sie im Aufblick zu dem Gekreuzigten ehrlich bekannt und bereut wird. Ist der Berg der Sünden auch noch so groß, so ist doch die Gnade noch viel größer (Jes 1,18). Du darfst daher nach jeder Sünde, die du begangen hast, sofort die am Kreuz erwirkte Vergebung Jesu für dich in Anspruch nehmen, so daß die gestörte Verbindung mit Gott rasch wiederhergestellt wird. (...)
Laß dich deshalb nur nicht entmutigen, wenn die Befreiung nicht in einem Augenblick erfolgt, und laß dich vom Feinde nicht betören, deine Verfehlungen seien so schwer, daß du niemals von ihnen loskommen könntest, oder deine krankhafte Anlage sei so stark, daß du dein Leben lang darunter stehen müßtest! (...) Selbst wenn du der Versuchung Satans noch ungewollt erliegen solltest, so bist du doch kein Diener der Sünde mehr, so daß sie nicht mehr über dich herrschen kann (Röm 6,6.12). Je mehr du ausgerüstet wirst mit dem Harnisch Gottes, besonders dem Schild des Glau-

bens und dem Schwert des Geistes (Eph 6,11.13.16.17), um so mehr flieht der Teufel von dir (Mt 4,11; Jak 4,7), und du darfst erfahren, daß der, der in dir ist, stärker ist als der Fürst dieser Welt (1 Joh 4,4).«

Weil du ein Knecht, ein »Gefangener« Jesu (2 Tim 1,8; Phlm 9) geworden bist, ist die satanische Bindung ans übermäßige starke Rauchen aufgehoben. Du darfst so immer wieder erfahren, daß der Sohn Gottes dich wirklich freigemacht hat von der Knechtschaft der Sünde und daß du als sein Knecht mehr und mehr über die Sünde Herr wirst (1 Mo 4,7).

Und du wirst ein Zeuge sein können für die Menschen deiner Umgebung.

Bei plötzlichen dämonischen Angriffen, die in dir den Drang zur Zigarette unwiderstehlich stark wachrufen, widerstehe gemäß Jak 4,7, indem du Satan und seinen Dämonen gebietest: »Im Namen Jesu geht weg von mir, ihr gottfeindlichen Mächte, die ihr in mir die Lust zu Rauchen so groß macht! Du, Satan, hast kein Anrecht mehr auf mich! Ich will nichts mehr von dir wissen! Jesus ist Sieger! Und zu Jesus gehöre ich jetzt!«[50]

Je mehr der Teufel den Namen Jesus hört, um so eher flieht er. Das sind die Erfahrungen vieler ehemals dämonisch gebundener und besessener Menschen zu allen Zeiten.

10. Christen sind zur Freiheit berufen

Jesus ist der Sieger über den Teufel und alle Mächte, die den Menschen zu versklaven suchen. Er veranschaulicht dies in Lk 11,21–23 mit folgenden Worten: »Wenn ein starker Mann in voller Waffenrüstung sein Haus bewacht, dann ist sein Besitz sicher. Aber wenn ein noch Stärkerer ihn angreift und besiegt, nimmt er ihm alle Waffen weg, auf die er sich verlassen hatte, und verteilt die Beute.« Jesus ist der Stärkere; allein er hat die Macht, gebundene Menschen aus dem Herrschaftsbereich Satans herauszuholen und ihnen Freiheit zu schenken.

Lieber Leser, wenn du unfrei oder gebunden bist, dann bitte Jesus Christus, dich anzunehmen, dich frei zu machen und aus dir einen Boten zu machen, der auch anderen diese Freiheit bringt.

Dies kann durch folgendes Gebet[51] geschehen:

> »Lieber Vater, ich kann es gar nicht fassen, daß du mich zu deinem großen Gastmahl einlädst. Verdient habe ich das nicht. Ich bin dafür eingetreten, daß du gar nicht existierst. Ich bin meine eigenen Wege gegangen. Ich habe deine Gebote und Weisungen übertreten. Ich schäme mich vor mir selbst, und deine Barmherzigkeit ist mir unbegreiflich. Du hast versprochen, mich zu befreien, damit ich der Mensch sein kann, der es unter deiner Herrschaft fertig bringt, so zu sein, wie du ihn gemeint hast. Nimm mich so, wie ich bin, und gebrauche mich, wie du es willst.

Lieber Herr, du bist für mich gestorben. Ich kann dir vertrauen. Ich lege jetzt in diesem Augenblick mein Leben in deine Hände. Ich möchte im Dienst für dich deine vollkommene Freiheit finden und in deiner Kraft auch anderen zur Freiheit verhelfen. Steh mir darin bei. Amen.«

Wir sind als Christen zur Freiheit berufen. Allerdings dürfen wir diese Freiheit nicht mißbrauchen und unserem alten Ich weiterhin Raum geben. Nein; wir sollen vielmehr einander in der Liebe dienen (Gal 5,13)! Unsere alte sündige Art steht gegen den Geist Gottes in uns und der Geist Gottes seinerseits gegen unsere alte Art. Entscheidend ist hier, daß wir uns vom Heiligen Geist regieren lassen, damit wir frei sind und bleiben (Gal 5,16–18).

»Zur Freiheit hat uns Christus befreit! So steht nun fest und laßt euch nicht wieder das Joch der Knechtschaft auflegen« (Gal 5,1).

Der bekannte britische Studentenpfarrer Michael Green schreibt über das praktische Ausleben und den verantwortungsbewußten Gebrauch dieser Freiheit als Christ folgendes:[52]

»Jesus kam, ›um zu predigen den Gefangenen, daß sie los sein sollen‹ (Lk 4,18). Was bedeutet das in der Praxis? Was wird durch dein Ja zu Jesus in deinem Leben und vor allem in deinen Entscheidungen verändert?

Ich kann es dir sagen. Du hast dich einer Person übergeben, nicht einer Fülle von Regeln und Gesetzen. Die Welt ist voll von Systemen, die mit großem Nachdruck Gehorsam fordern. Aber für

dich gibt es nur einen Meister, Jesus Christus. Und sein Weg ist oft ungewöhnlich und unbequem. (...)
Können wir im Neuen Testament Richtlinien über den Gebrauch der Freiheit finden? Hier ein paar Fragen, anhand derer wir uns selbst prüfen können, ob unsere christliche Freiheit nicht zur Zügellosigkeit wird.
1. Um mit dem persönlichen Bereich anzufangen: Dient die Freiheit meinem Wachstum? Gottes Plan ist für mich, von der Ichbezogenheit frei zu werden und mich zur Fülle des wahren Menschseins zu entwickeln, so wie wir es bei Jesus sehen (Eph 4,13). Das und nichts weniger ist der Zweck von Gottes ›Wiederherstellungsoperation‹. Als verantwortlicher Christ werde ich nicht zulassen, daß meine Freiheit meine Entwicklung als Freund und Diener meines Herrn beeinträchtigt. Ich werde nicht denen den Rücken stärken, die ›Unzüchtige, Götzendiener, Ehebrecher, Weichlinge, Knabenschänder, Diebe, Geizige und Trunkenbolde‹ sind und in die Welt hineinrufen ›Mir ist alles erlaubt!‹ (1 Kor 6,12). Denn Paulus antwortet darauf: ›Ja, aber nicht alles ist zuträglich. Ja, aber ich darf mich nicht von irgend etwas beherrschen lassen.‹ Diesen Hinweis wollte er auf Essen, Trinken und Sex ausdehnen. Beachten wir, daß es keinen ›Index der verbotenen Dinge‹ gibt. Da ist nur die Aufforderung, als freier Mensch in Christus darauf zu achten, wo die Mütze paßt, und sie dann aufzuziehen. Am Ende sagt Paulus nämlich: ›So laufe ich denn nicht ziellos und treibe den Faustkampf so, daß ich

keine Lufthiebe ausführe ... sondern ich trainiere meinen Leib und mache ihn dienstbar‹ (1 Kor 9,26). Wir sind nicht der Meinung, daß es gut ist, die ›weltlichen‹ Dinge (Rauchen, Trinken, Romane, Filme) absolut zu verurteilen. Doch meines Erachtens ist es für unser Wachstum viel gefährlicher, wenn wir propagieren, es sei unser Recht zu heiraten, einen Wagen zu haben, dazu eine Waschmaschine, schöne Ferien, angenehme Arbeitsbedingungen und einen ständig ansteigenden Lohn, ohne daß sich unser Gewissen auch nur im geringsten für die dritte Welt rührt. Diese Art von Ichbezogenheit ist so verderblich wie Sexfilme. ›Ihr aber, liebe Brüder, seid zur Freiheit berufen. Allein seht zu, daß ihr durch die Freiheit nicht dem Fleisch Raum gebt; sondern durch die Liebe diene einer dem anderen‹ (Gal 5,13).
2. Auf sozialem Gebiet müssen wir uns fragen: Demonstrieren wir unserer Umwelt echte Liebe? Eine im Römerbrief zu Sprache gebrachte Diskussion kann man ohne Skrupel als erledigt abtun. Sie drehte sich darum, ob man als Christ angesichts der Tatsache, daß in der antiken Welt fast alles Fleisch den Götzen geopfert wurde, nicht Vegetarier sein sollte. Hier betont Paulus ganz klar seine Freiheit: ›Ich weiß und bin gewiß in dem Herrn Jesus, daß nichts unrein ist an sich selbst; nur für den, der es für unrein hält, ist es unrein. Wenn aber dein Bruder wegen deiner Speise betrübt wird, so handelst du nicht mehr nach der Liebe. Bringe nicht durch deine Speise den ins Verderben, für den Christus gestorben ist ... Denn das Reich Gottes ist nicht Essen und

Trinken, sondern Gerechtigkeit und Friede und Freude in dem Heiligen Geist. Wer darin Christus dient, der ist Gott gefällig und den Menschen wert. Es lebe ein jeglicher unter uns so, daß er seinem Nächsten gefalle zur Auferbauung.‹ Er schließt dann die Diskussion mit diesen Worten ab: ›Denn auch Christus hat nicht sich selber zu Gefallen gelebt‹ (Röm 14,14–15,3). Wenn wir diese Einstellung auf unser Verhältnis zum Nächsten anwenden, kommt die christliche Freiheit viel mehr zum Ausdruck, wird weniger kritisiert und sind entschiedenere Schritte zur Einheit und zum Miteinander in der Gesellschaft möglich. Warum bittest du nicht den Herrn, er möge dir zeigen, wie du sein Werkzeug sein kannst, um seine Liebe und seine Freiheit unter den Menschen wirksam werden zu lassen, unter denen du lebst und arbeitest?

Diese Liebe wird dich dazu motivieren, anderen die gute Botschaft weiterzusagen, die dir so viel bedeutet. Und nochmals: Es steht kein Zwang dahinter, es wird nicht vorgeschrieben, was man zu tun habe, wie Paulus sagte: ›Obwohl ich frei bin von jedermann, habe ich doch mich selbst jedermann zum Knecht gemacht, damit ich möglichst viele gewinne. Den Juden bin ich wie ein Jude geworden, damit ich die Juden gewinne. Denen, die unter dem Gesetz sind, bin ich wie einer unter dem Gesetz geworden – obwohl ich selbst nicht unter dem Gesetz bin –, damit ich die, die unter dem Gesetz sind, gewinne‹ (1 Kor 9,20 bis 21). Bestimmt gab es viele Menschen, die sich darüber aufregten, daß Paulus sich in einer Gruppe von Juden wie ein Pharisäer verhielt, weil er sie evangelisieren wollte, und am nächsten Tag sich wieder unter das heidnische Straßenvolk mischte, um ihnen die Frohe Botschaft so zu erklären, wie sie es am besten verstanden. Aber so gebrauchte er auf seinem Wirkungsfeld die christliche Freiheit. Trotz all seiner Flexibilität konnte er sagen: ›So wie auch ich jedermann in allem zu Gefallen lebe und suche nicht, was mir, sondern was vielen dient, damit sie gerettet werden. Folgt meinem Beispiel, wie ich dem Beispiel Christi!‹ (1 Kor 10,33 f.).

3. Auf politischem Gebiet lautet die Frage vielleicht: Wie kann ich meine Freiheit gebrauchen, um Ordnung und Gerechtigkeit zu fördern? Diese Frage ist schwer zu beantworten. Die Bibel macht deutlich, daß der Christ im allgemeinen sich so verhalten soll: ›Jedermann sei untertan der Obrigkeit, die Gewalt über ihn hat. Denn es ist keine Obrigkeit außer von Gott; wo aber Obrigkeit ist, die ist von Gott angeordnet‹ (Röm 13,1). Diese Worte waren nicht unter einem freiheitlichen Rechtsstaat oder unter einer Demokratie geschrieben, sondern unter der Herrschaft Neros in Rom. Auch eine schlechte Regierung ist immer noch besser als eine Anarchie. Gott möchte, daß seine Schöpfung harmonisch nach einer gewissen Ordnung lebt, die er dem Kosmos eingeprägt hat. Aber Gott ist der Urheber der Ordnung wie auch der Gerechtigkeit. Was sollen die Gläubigen deshalb tun, wenn das Regime völlig korrupt ist? Diese Frage war durchaus aktuell, als das Neue Testament ge-

schrieben wurde. Das Buch der Offenbarung bezieht sich ebenfalls auf diese Situation und läßt erkennen, daß hier passives Widersetzen, aber keine gewalttätige Revolution am Platze ist. Denn Jesus sagte: ›Wer das Schwert nimmt, der soll durch das Schwert umkommen‹ (Mt 26,52). Jesus, der selbst ironischerweise als Zelot (so nannte man die fanatischen Revolutionäre) gekreuzigt wurde, enttäuschte viele seiner Nachfolger, weil er sich nicht gegen die Römer wandte und auch den Glauben an Gott nicht mit Waffen verbreiten wollte. Gewalt wird nicht durch Gewalt vernichtet. Alle, die Jesus nachfolgen, wissen, daß man der Gewalt nicht mit Rache begegnen kann, sondern nur mit geduldigem, schuldlosem Leiden. (...)

4. Auf geistlichem Gebiet müssen wir uns fragen: Wie kann ich Christus gefallen? Was möchte er, daß ich tun soll? Wie würde er in dieser Situation handeln? ›Alles, was ihr tut mit Worten oder mit Werken, das tut alles im Namen des Herrn Jesus und dankt Gott, dem Vater, durch ihn‹ (Kol 3,17). Das ist der Rat des Paulus an die Gläubigen in Kolossä.

Es ist interessant, wie Paulus die Enthusiasten der Freiheit in Korinth behandelt. Sie waren mit einem Elan an ihre neue Freiheit herangegangen, die leider heute in vielen Gemeinden und Gemeinschaften fehlt. Sie glaubten, sie hätten die Herrschaft mit Christus schon angetreten. Sie hatten auch bereits die Kräfte des kommenden Zeitalters geschmeckt. Sie waren freie Menschen und konnten tun, was ihnen gefiel. ›Ich darf alles‹

war ihr Motto. ›Alle Dinge stehen uns zur Verfügung.‹ – ›Ja, ihr habt recht‹, sagt Paulus im Kern seiner Antwort. ›Alle Dinge sind euer. Aber ihr seid Christi‹ (1 Kor 3,21–23; 6,12).

Wir sollen die Freiheit Christi unter seiner Kontrolle und Führung ausüben. Die wahre christliche Freiheit ist nämlich vom Kreuz Christi geprägt und von dem, der sich selbst als der freieste Mensch erweist, der jemals gelebt hat, als er für andere ans Kreuz ging. Deswegen gebot Paulus den Korinthern, sich allein auf die Botschaft von Christus, den Gekreuzigten zu stützen. Er allein ist und war das Modell der christlichen Freiheit. Obwohl Paulus die vollkommene Freiheit genoß, war er Christus gegenüber verantwortlich. Und er tat, was jeder verantwortliche Christ tut, wenn er sich über den rechten Gebrauch der Freiheit Gedanken macht. Er fragte: ›Was würde der Herr tun?‹ Wenn wir das in jeder Situation fragen, kann nicht viel schiefgehen. Hören wir es zum Abschluß noch einmal: Zur Freiheit hat uns Christus befreit!

Freiheit ist keine Qualität, die sich nur für einen Menschentyp eignet. Freiheit ist Widerfahrnis. Freiheit ist ein Wunder, das Wunder des Befreitwerdens und Befreitseins. Der menschgewordene Christus ist unsere Freiheit. Das Ereignis eines geschichtlichen Lebens, eines sich für andere radikal freigebenden, geschichtlichen Lebens ist unsere Freiheit.

Die Gabe gibt es nicht ohne den Geber. Der Befreite muß hart an Jesus bleiben, er muß sich mit ihm beschäftigen. Das braucht Zeit und Stille,

da gibt es kein Abkürzungsverfahren. Kannst du die Stimme deines Herrn von den Stimmen anderer Herren unterscheiden?
Man muß sich ihm schon hinhalten, muß im Gespräch mit ihm bleiben, wenn man die Befreiung leben will. Der uns *einmal* zur Freiheit berufen hat, ruft täglich neu. Daher der Ruf: Bestehet nun in der Freiheit! Bleibt in der Rufweite Jesu! Nicht so, als ob der Christus Gottes nun ein Gesetz wäre, das seinen Jüngern auferlegt würde. Christus ist niemals ein Gesetz, er ist das Ende aller Gesetzlichkeit: Zur Freiheit hat uns Christus befreit! Aber nicht so, als ob der Christus Gottes ein Vorbild wäre, an dem ich mich – über eine Entfernung von 2000 Jahren hinweg – auszurichten hätte. Christus ist immer der Gegenwärtige. Der wirkliche Christus ist immer der, in dem Gott mich einholt und stellt. Dieser Christus prägt mein innerstes Leben, er durchdringt mein Fürchten und mein Hoffen, er ist mein Hören und mein Reden, mein Gehen und mein Bleiben, mein Ruhen und mein Tun.
Der von Christus durchdrungene Mensch ist der einzig freie Mensch.«

11. Folgerungen für rauchende und nichtrauchende Christen

- Der *nikotingebundene Christ* sollte aufhören, seine Sucht mit Einwänden und Entschuldigungsversuchen vor sich selbst und anderen zu rechtfertigen. Er sollte erkennen, daß es für ihn als Christen in jedem Fall besser ist, das Rauchen mit Gottes Hilfe völlig aufzugeben. Hierbei sollte er seelsorgerliche Hilfe und Betreuung in Anspruch nehmen und gegebenenfalls auch andere Glaubensgeschwister um Fürbitte ersuchen.
- *Nichtrauchende Christen* sollten in Liebe und Geduld, aber keinesfalls hochmütig oder gesetzlich auf stark rauchende Mitbrüder oder Mitschwestern zugehen (nicht ohne dies im Gebet vorbereitet zu haben) und sie auf Gottes Wort verweisen:

> ». . . sondern richtet vielmehr darauf euren Sinn, daß niemand seinem Bruder einen Anstoß oder Ärgernis bereite« (Röm 14,13). »Es ist besser, du . . . tust nichts, woran sich dein Bruder stößt« (Röm 14,21).
> »Seht aber zu, daß diese eure Freiheit für die Schwachen nicht zum Anstoß wird« (1 Kor 8,9).

Anschließend sollte mit Takt und Einfühlungsvermögen die Bitte ausgesprochen werden, das Rauchen doch völlig aufzugeben, zumal außer diesen geistlichen Gesichtspunkten auch viele gesundheitliche Gründe hierfür sprechen. Dabei sollte man auch seine geistliche Unterstützung in Form der Fürbitte anbieten.

○ *Gelegenheitsrauchende Christen* sollten – zumal es ihnen ja am leichtesten fällt – endgültig Schluß mit dem harmlosen Nikotingenuß machen, der leicht aus einem ungebundenen Gelegenheitsraucher einen versklavten Gewohnheitsraucher werden läßt. Sünde und Schuldverstrickung fängt meist recht harmlos an. Darum gilt es, bereits den Anfängen zu wehren! Auch ein Gelegenheitsraucher kann dadurch, daß er ein schlechtes Vorbild gibt, seine Glaubwürdigkeit als Christ einschränken und seinen Herrn betrüben.

Die Heilige Schrift sagt, daß da, »wo der Geist Gottes ist, Freiheit ist, und daß wir mit unverhülltem Gesicht die Herrlichkeit des Herrn« sehen und dabei selbst in das verwandelt werden, was wir sehen (2 Kor 3,17–18). Wir sollen die Herrlichkeit Gottes widerspiegeln. Aber dieses Verwandeltwerden und Widerspiegeln kann schon bei gelegentlichem Rauchen in vielfältiger Weise gestört werden. Schäden an der Seele, Mangel an Vollmacht und dadurch manche unterlassene Hilfe für Bedürftige können die Folge sein. Wie schade!

Aber deine Betroffenheit und Verlegenheit hierüber, lieber Gelegenheitsraucher, möchte Gott zu seiner großen Gelegenheit machen, um dich mit seinem Geist zu füllen und zu einem freien, vollmächtigen, allzeit dienstbereiten Werkzeug zu machen!

Es mag nun durchaus sein, daß der eine oder andere Leser sich durch die Fülle der aufgezeigten geistlichen Argumente in den vorangehenden Kapiteln überflutet fühlt. Er sieht in ihnen möglicherweise einen gesetzlichen »Knüppel«, der ihn zum Nikotinverzicht »prügeln« soll. (Vergleiche in diesem Zusammenhang die gute und doch auch verhängnisvolle Bedeutung des Gesetzes, wie sie Paulus in Röm 7,7–13 sieht und auch in Gal 3,22–28!) Einige Leser könnten sich gedrängt fühlen, daß sie sich nun gegen den Tabakkonsum entscheiden *müssen*. Andere könnten sich genötigt sehen, alle *eigene* Kraft aufzubieten, um energisch gegen die Nikotinsucht anzugehen.

Dieses aber liegt keinesfalls in der Absicht des Autors. Um von vornherein dergleichen Vorwürfen und Mißverständnissen den Wind aus den Segeln zu nehmen und vor falschen Folgerungen zu bewahren, möchte der Verfasser nochmals den Weg aufzeichnen, durch den Gott in seinem Evangelium eine wirkungsvolle und bleibende Befreiung von Sünden und Gebundenheiten ermöglicht.

In der liebevollen Seelsorge Jesu heißt es nicht: »Du mußt!«, sondern: »Du kannst« und »Du darfst« – wenn du willst. Denn Gott hat auch auf die Not des Gewohnheitsrauchens nur *eine* Antwort: seinen Sohn Jesus Christus. Jesus starb für uns, damit wir Vergebung bekommen. Und er lebt für uns, damit wir befreit werden. Als Stellvertreter am Kreuz garantiert er uns die Vergebung, als Stellvertreter in uns gewährleistet er uns den Sieg. Das normale Christenleben[53] erklärt Paulus uns in Gal 2,20 wie folgt: »So lebe nicht mehr ich (mit meinem eigenen Ich), sondern Christus lebt in mir.«

Der Gewohnheitsraucher steht – wie jeder Süchtige, ja jeder Sünder – unter einer inneren Macht, die ihn zu seinem Verhalten drängt und der er sich nicht aus eigener Kraft entziehen kann. Nur das Blut Jesu bewirkt *Vergebung* für alle Arten von Fehlleistungen, d. h. auch für das, was starke Raucher durch ihr Versklavtsein an den Tabakkonsum sich selbst und anderen *getan* haben. Aber Gebundene benötigen darüber hinaus *Befreiung* von dem, was sie *sind*. Das Blut Jesu befreit uns objektiv von der Macht des Feindes, weil es mit Sünden und Gebundenheiten fertig wird und so die Ursache von Satans Anklage hinwegräumt. Subjektiv befreit uns aber das *Kreuz*, indem es mit dem Fleisch, d. h. den in unserem Ich wohnenden Wünschen und Begierden fertig wird und so die Basis für die Tätigkeit des Feindes ausschaltet.

Wir Menschen sind alle »in Adam« geboren. Wir besitzen somit Adams Natur, d. h. die Natur eines an Süchte und Begierden gebundenen Sünders (vgl. Röm 5,12–21). Da wir durch Geburt hineingekommen sind in diese Wesensart einer gefallenen Menschheit, können wir aus ihr auch nur durch den Tod wieder herauskommen. Diesen Ausweg hat Gott uns in dem Kreuz Jesu eröffnet. Durch das Kreuz *hat* er uns bereits »aus Adam« »in Christus« hineinversetzt. Deshalb gilt: »Ist jemand *in* Christus, so *ist* er eine *neue Schöpfung*. Das Alte ist vergangen, siehe, es ist alles neu geworden« (2 Kor 5,17)! So wie sich alles »in Adam« notwendigerweise auf uns überträgt, so kommt andererseits, wenn wir »in Christus« sind, alles, was in Christus ist, zu uns – durch freie Gnade, ohne eigene Anstrengung, auf dem Boden des einfachen Glaubens. Das Leben eines Christen ist nichts anderes als das Leben Christi, das er in uns auslebt: »Durch ihn aber seid ihr in Christus Jesus, der uns von Gott gemacht ist zur Weisheit und zur Gerechtigkeit und zur Heiligung und zur Erlösung« (1 Kor 1,30).

Wir *sind* in Christus Jesus. Wir brauchen keine Anstrengungen zu unternehmen, in ihn hineinzukommen. Es ist eine göttliche Tatsache, eine vollendete Wirklichkeit, die ewige Gültigkeit hat. Gott erwartet nun in seiner Liebe von uns, daß wir diese Tatsache annehmen, um befreit zu werden. Der Tod unseres alten Menschen (Röm 6,6) ist genauso eine Tatsache und Wirklichkeit wie der Tod Christi. Gott sagt uns in seinem Wort, daß wir uns für tot halten sollen, weil wir tot *sind* (Röm 6,11). Wenn wir glauben, daß wir tot sind für Süchte und Gebundenheiten, dann bedarf es keiner Anstrengungen, uns für tot zu halten. Wo wir nur bereit sind, unser Vertrauen ganz auf Gottes Zusagen in seinem Wort zu setzen, wird der Heilige Geist uns gewiß die Tatsache unseres »Todes« mit Christus offenbaren.

Dem Wissen und Dafürhalten folgt in der göttlichen Ordnung die Übergabe. Denn wenn ich wirklich *weiß*, daß ich bereits gekreuzigt bin, dann *halte* ich auch mich selbst für tot, und wenn ich mich wirklich mit dem Herrn in Tod und Leben eins weiß, dann hat dieses zur Folge, daß ich mich ihm völlig und bedingungslos *ausliefere*. Jesus Christus ist die Quelle meines Lebens. Er *ist* mein Leben; deshalb kann ich nicht umhin, ihm *alles* zu übereignen, auch meine Nikotinsucht. Denn dies alles gehört ihm, nicht mir. Gott hat alles, was der alten Schöpfung angehört – auch die Nikotingebundenheit –, zur Kreuzigung verdammt. Ich habe keinen Eigenwillen mehr und akzeptiere nun, daß Gott einzig und allein seinen Willen in mir zur Ausführung bringt. Ich betrachte mein ganzes Leben als dem Herrn gehörig. Die Tatsache des Kreuzes ist eine Realität: »Wir wissen ja, daß unser alter Mensch mit ihm gekreuzigt ist, damit der Leib der Sünde vernichtet werde, so daß wir hinfort der Sünde nicht dienen. Denn wer gestorben ist, der ist frei geworden von der Sünde. Sind wir aber mit Christus gestorben, so glauben wir, daß wir auch mit ihm leben werden« (Röm 6,6–8). Es ist lediglich erforderlich, daß Nikotinsüchtige diese Tatsache im Glauben persönlich für sich in Anspruch nehmen und immer wieder dafür danken.

Es gilt hier, unbeirrbar an dem Wort Gottes festzuhalten und sich nicht auf seine Gefühle und Erfahrungen zu stützen, durch die der Satan uns oft zu betrügen versucht. Solange wir durch Glauben *in Jesus*, d. h. in enger Gemeinschaft mit ihm bleiben, wird es unsere Erfahrung sein, daß wir von der Suchtbindung befreit leben können. »Wir wandeln im Glauben und nicht im Schauen« (2 Kor 5,7). Dies sei in einem Bild von Watchman Nee veranschaulicht: Die Tatsache, der Glaube und die Erfahrung gingen auf einer Mauer. Die Tatsache ging beständig voran, weder nach links noch nach rechts schauend. Der Glaube folgte. Alles ging gut, solange der Glaube seinen Blick auf die Tatsache gerichtet hielt. Sobald er sich aber mit der Erfahrung beschäftigte und sich umwandte, um zu sehen, wie es ihr erging, verlor er sein Gleichgewicht und fiel von der Mauer herab, und die arme Erfahrung purzelte hinter ihm her.

Niemand kann Christ sein, der nicht durch das Blut Jesu Christi von allen Sünden und Gebundenheiten gereinigt wurde. Unser alter eigenwilliger (nikotinabhängiger) Mensch ist mit Christus gekreuzigt. Diese Tatsache gilt es zu kennen und im Glauben anzunehmen, sonst führen wir ein elendes Christenleben. Auch unser Wille ist in das Werk des Kreuzes eingeschlossen, wenn wir dieses verbindlich und entschieden angenommen haben in einem Akt der uneingeschränkten Übergabe an den Herrn Jesus Christus. Wir sind dann nicht länger von unserem Eigenwillen beherrscht, sondern sind innerlich bereit, daß Gott seinen Willen in uns zur Auswirkung kommen läßt. »Wer wird mich erretten?« ist der Schrei in Röm 7, aber in Röm 8 gibt uns Paulus die jubelnde Antwort: »Ich danke Gott durch Jesus Christus, unseren Herrn!«

Als Christ zu leben bedeutet *nicht*, ein Leben *wie*

Christus zu führen oder zu *versuchen*, Christus gleich zu sein. Auch heißt es nicht, daß Christus *uns* die Kraft gibt, ein Leben wie das seine zu leben. Es ist vielmehr Jesus Christus selbst, der sein eigenes Leben in und durch uns lebt: »Nicht mehr ich, sondern Christus« (Gal 2,20). Nur wenn wir Jesus Christus in unserem Leben unbegrenzt Raum geben und hierdurch in dem Einflußbereich seines Sieges bleiben, werden und bleiben wir von der Gebundenheit an das Rauchen völlig frei.

Jesus lädt hierzu liebevoll ein. Er drängt sich nicht mit einem: »Du mußt!« auf. Er, der sein Äußerstes für dich gegeben hat in seiner Barmherzigkeit, bittet dich, von seinem Angebot Gebrauch zu machen, damit du mit seiner allmächtigen Hilfe ein von Nikotingebundenheit völlig freies, normales Christenleben führen kannst.

12. Nachwort

Die Reaktionen der Leser auf die Darlegungen des Verfassers in diesem Buch werden sehr unterschiedlich sein. Unbelehrbare werden sich leichtfertig über die vielfältigen gesundheitlichen und geistlichen Argumente gegen das Rauchen hinwegzusetzen suchen. Vielleicht lächelst auch du, lieber Leser, über die Ausführungen und sagst: »Soll denn Rauchen Sünde sein? Was hat das mit dem Glauben zu tun? Ist das nicht übertriebene Frömmigkeit, ein alter pietistischer Zopf, der für Christen heute nicht mehr zeitgemäß ist?« Vielleicht behauptest du auch: »Mir hat als Christ das Rauchen noch nicht geschadet. Und bei mir von einer Sucht oder Gebundenheit zu sprechen, ist völlig abwegig.«

Sicher gibt es für Christen manche Einwände und Entschuldigungsversuche für den Griff nach der Zigarette, der Zigarre oder der Pfeife. Aber trotz dieser Einwände und Entschuldigungsversuche gibt es einige ernst zu nehmende lebens- und glaubenswichtige Überlegungen, die angestellt werden müssen, um zu erkennen, daß es besonders für Christen besser wäre, das Rauchen mit Gottes Hilfe aufzugeben.

Alles, was ein Christ nicht lassen kann, wird ihm zum Götzen, d. h. zum Konkurrenten zu Gott. Aber unser Herz sollte doch *ungeteilt* Gott gehören! Dieses gilt ganz besonders für alle Mitarbeiter in der Reichsgottesarbeit. Der Evangelist Daniel Schäfer sagte in einem Vortrag zu dem Wort »Reinigt euch, die ihr des Herrn Geräte tragt« (Jes 52,11):[54]

»Es ist ein Greuel vor Gott:
wenn ein Unheiliger zur Heiligkeit aufruft,
wenn ein Unwahrhaftiger zur Wahrheit ermahnt,
wenn ein Unreiner zur Reinheit ruft,
wenn ein Launischer zur Verträglichkeit mahnt,
wenn ein Streitsüchtiger den Frieden predigt,
wenn ein Hochmütiger die Demut verkündet,
wenn ein Zorniger von Sanftmut redet,
wenn ein Geiziger zum Geben aufruft,
wenn ein Weltgesinnter vom Himmelreich spricht,
wenn ein Ichsüchtiger die Liebe predigt,
wenn ein Hoffärtiger von Bescheidenheit redet,
wenn ein Ungläubiger den Glauben verkündet,
wenn ein Lauer zur Bewährung ruft,
wenn ein halber Christ zur Treue mahnt,
wenn ein Hartherziger die Barmherzigkeit predigt,
wenn ein Dieb von Ehrlichkeit spricht,
wenn ein Verdammter vor der Hölle warnt, wenn ein Begnadigter zum Schalksknecht wird,
wenn einer die Zucht hasset und Gottes Wort verkündigt,
wenn einer anderen predigt und selbst verwerflich wird.«

Hier ließe sich ergänzen: »Wenn ein Nikotinsüchtiger andere zu Jesus Christus einlädt, von dem er bezeugt, daß er von allen Gebundenheiten freimacht.«

Gott ist ein großer Arzt und Heiland. Er möchte unsere geistlichen Krankheitssymptome nicht vordergründig und oberflächlich mit einem »Mäntelchen der Liebe« zudecken. Nein, seine Therapie zielt auf die

Beseitigung der Ursachen der Krankheit. Darum hält Gott uns in seinem Wort und durch seinen Geist in seiner wahren und erbarmenden Liebe immer wieder den Spiegel vor, um uns zu warnen und zur Umkehr bei falsch eingeschlagenen Wegen zu veranlassen. Erkannte Gefahr bedeutet bekanntlich gebannte Gefahr.

Es ist darum für unser körperliches Leben und besonders für unser Glaubensleben von allergrößter Lebenswichtigkeit, die Warnungen und Mahnungen Gottes zu beachten. In bezug auf das Rauchen möchte Gott bei Christen mit Sicherheit eine Wegänderung einleiten. Der vorgehaltene Spiegel auch dieses Buches ist notwendig, damit viele überhaupt erst ihre notvolle Lage erkennen, in der sie sich infolge ihrer Nikotinsucht befinden. Zugleich wurden aber auch die Heilungsmöglichkeiten von der Nikotingebundenheit dargelegt. Wer wirklich ehrlich von ihr loskommen möchte, wird ohne Zweifel durch die Ausführungen und Anweisungen, die hier gegeben wurden, eine nachhaltige Hilfe erfahren.

Nimmt ein nikotingebundener Christ die geduldige und liebevolle Korrektur Gottes an und läßt sich wirklich befreien, so wirkt sich dies wie in einer Kettenreaktion auch auf den Glaubensgehorsam in anderen Bereichen seines Lebens aus. Die Heiligung in seinem Leben wird vollkommener. Seine Vollmacht und Zeugniskraft als Christ werden größer und wirkungsvoller. Wo Christen bereit werden, sich von ihrer Nikotingebundenheit völlig zu lösen, wird ein bisher brachliegendes Potential an Mitarbeitern erschlossen. Befreiung bedeutet ja immer, frei zu werden zum Dienst für Gott und an unseren Nächsten. Jesus Christus wird gerade von der Nikotinsucht befreite Christen gebrauchen, um auch andere Glaubensgeschwister von der Nikotingebundenheit loszumachen. So entsteht ein »Schneeballeffekt« der Liebe Jesu.

Wenn die vielen, vielen Christen, die in mehr oder weniger großen Abhängigkeiten vom Nikotin stehen, mit Gottes Hilfe dieser Sucht entsagen würden, könnte dies geistlichen Aufbruch, Erweckung bedeuten. Die Segensströme Gottes würden freier fließen können. Geistliche Erweckung von Gemeinden setzt immer eine tiefgreifende Buße bei vielen einzelnen Glaubenden voraus.

Bist du ein nikotingebundener Christ, so weißt du, was Gott von dir erwartet. Halte bitte die dir und anderen Glaubensgeschwistern zugedachten Segensströme Gottes nicht durch deinen Ungehorsam auf! Du hast als ein Glied am Leib Christi nicht nur für dich selbst Verantwortung zu tragen, sondern stehst in enger Verbindung auch mit den anderen Gliedern. Diese sind mehr oder weniger stark zum Mitleiden verurteilt, wenn du noch an Nikotin gebunden bist.

Unterdrücke den Heiligen Geist nicht länger! Laß dich von Gott befreien, damit du als Nikotinbefreiter ein vollmächtiger Wegweiser zu Jesus sein kannst. Gott schenke es, daß du, lieber Leser, zu denen gehörst, die wie der Psalmist bekennen: »Aber der Herr wurde meine Stütze! Er führte mich hinaus ins Weite. Er hat mich befreit, weil er mich lieb hat!« (Ps 18,19 f).

> Es ist niemand zu groß, es ist niemand zu klein, es ist niemand zu arm oder reich. Es ist niemand zu einfach und niemand zu fein; seine Liebe gilt für alle gleich!
> K.: Gott öffnet jedem die Tür, jedem, der ihn fragt. Er nimmt die Schuld und gibt Liebe dafür, denn er hat es uns gesagt.

Es ist niemand zu gut, es ist niemand zu schlecht, es ist niemand zu frech oder scheu! Es ist niemand zu schuldig und niemand zu gerecht; seine Liebe macht uns völlig neu. – K.:

Es macht einer schon früh und ein andrer erst spät von dem Angebot Gebrauch, mancher wartet zu lange, bis es nicht mehr geht. Warte nicht, sonst verpaßt du es auch! – K.:

Manfred Siebald

Anmerkungen

1 P. Müller: Nimm mir, was mich quält – gib mir, was noch fehlt! Ein Leitfaden biblischer Seelsorge, Paulus-Verlag K. Geyer, Heilbronn 1979, S. 122 u. 126.
2 Aus: F. Schmidt: Jung sein und rauchen? Hoheneck-Verlag, Hamm 1975, S. 5.
3 Aus: F. Schmidt, a.a.O., S. 3f.
4 Aus: K. Koch: Die neue Zungenbewegung, Evangelisationsverlag Berghausen/Baden o. J., S. 17.
5 Vgl. K. Opitz: Nikotin – eine abhängigmachende Substanz, in: Umschau in Wissenschaft und Technik 83 (1983), S. 676–679.
6 Vgl. K. Opitz, a.a.O.
7 F. Schmidt: Leichtrauchen – wirklich entschärfter Genuß? in: Bild der Wissenschaft 16.4 (1979), S. 100–111.
8 Zigaretten, Nikotin und Kohlenmonoxid. Wie kann man Raucherschäden mindern? Sieben Fragen, beantwortet von P. Astrup, M. Rutsch, G. Schettler, H. Schievelbein, D. Schmähl, E. Wynder, in: Umschau in Wissenschaft und Technik 79 (1979), S. 11–18.
9 Eingehendere Informationen hierzu können u. a. folgenden Schriften entnommen werden: M. Schär: Nicht mehr rauchen, Blaukreuz-Verlag, Wuppertal 1978; F. Schmidt: Jung sein und rauchen? a.a.O.; U. Kleemann: Rauchen hat Konsequenzen, Blaukreuz-Verlag, Wuppertal 1984.
10 C. Creekmore, in: Science 5 (1984), S. 83–84.
11 B. Jacobson: Women: smoking's new victims, in: New Scientist 90 (1981), S. 506–508.
12 Vgl. F. Schmidt: Leichtrauchen, a. a. O.
13 Vgl. F. Pearce: Britain exports the smoking holocaust, in: New Scientist 100 (1983), S. 642–643.
14 B. Bach: Nach 12 »Päckchenjahren« droht das Karzinom, in: Gesundheit in Betrieb und Familie 36.1 (1985), S. 11.
15 Vgl. P. Ozorio: Mädchen rauchen mehr als Jungen! in: Die medizinische Welt 33.22 (1982), S. 3.
16 Vgl. F. Pearce: Britain exports the smoking holocaust, a.a.O.
17 F. Pearce, a.a.O.
18 Vgl. K. H. Degenhardt: Das Kind im Mutterleib – was ihm nützt und was ihm schadet, in: Bild der Wissenschaft 14.2 (1977), S. 46 bis 54.

19 J. R. White, H. F. Froeb: Small-airways dysfunction in nonsmokers chronically exposed to tobacco smoke, in: New England Journal of Medicine 302 (1980), S. 720–723.
20 G. Rose: Passivrauchen, in: Deutsches Ärzteblatt 79.34 (1982), S. 30–32; C. Stock: The perils of second-hand smoking, in: New Scientist 88 (1980), S. 10–13.
21 Aus dem Lebensbericht von Pfarrer Arno Pagel: »Brüder, für die ich Gott danke«, in: K. Heimbucher und T. Thoma (Hrsg.): Diener Jesu Christi, Verlag der Liebenzeller Mission, Bad Liebenzell 1984, S. 92.
22 U. Eggers: Doch nicht so konkret . . ., in: Der Gärtner 88.9 (1981).
23 A. Lechler: Der Dämon im Menschen, Verlag Goldene Worte, Stuttgart-Sillenbuch 1955.
24 U. Kleemann: Rauchen hat Konsequenzen, a.a.O., S. 17.
25 Vgl. dazu: W. Stoy: Mut für morgen. Christen im Westen vor der Verfolgung, Brunnen-Verlag, Gießen, 3. Aufl. 1982; R. Wurmbrand: Vorbereitung auf die Untergrundkirche, Stephanus-Edition, Uhldingen.
26 P. Müller: Nimm mir, was mich quält – gib mir, was noch fehlt! Ein Leitfaden biblischer Seelsorge, Paulus-Verlag K. Geyer, Heilbronn 1979, S. 126.
27 P. Müller, a.a.O.
28 Aussage eines Universitätsprofessors, bei dem der Autor Vorlesungen über Ernährungsphysiologie hörte.
29 Aus: F. May: So wird das Leben schöner. Handbuch für Christen zur Alltagsbewältigung und Lebensgestaltung, Brendow-Verlag, Moers 1978, S. 232f.
30 Aus: F. May, a.a.O., S. 230f.
31 Aus: E. Price: Die Last ist leicht, R. Brockhaus Verlag, Wuppertal 1976, S. 53.
32 Aus: U. Kleemann: Rauchen hat Konsequenzen, a.a.O., S. 19–22.
33 Aus: Erfahrungen des Lebens, Hänssler-Verlag, Neuhausen-Stuttgart 1985, S. 99ff.
34 Aus: R. Willberg: . . . für mich war es die Zigarette, Blaukreuz-Verlag, Wuppertal 1965, S. 73–82.
35 Aus: F. May: So wird das Leben schöner, a.a.O., S. 234f.
36 Aus: U. Kleemann: Rauchen hat Konsequenzen, a.a.O., S. 3–6.
37 Zu beziehen über: Blaukreuz-Verlag, Postfach 201610, 5600 Wuppertal 2; Bundeszentrale für gesundheitliche Aufklärung, Postfach 930103, 5000 Köln 91.
38 Aus dem Verteilblatt von Prof. Dr. med. F. Schmidt: Rauchen Sie? Tatsachen über das Rauchen, Hoheneck-Verlag, Hamm 1974.
39 Siehe Verteilheft der Bundeszentrale für gesundheitliche Aufklärung: 15 Sekunden zum Nachdenken; dazu die Informationsschrift:

Rauchen – Zug um Zug zur Endstation, Bundesverband der Betriebskrankenkassen, Ref. Öffentlichkeitsarbeit, Postfach 100565, 4300 Essen 1.

40 S. Anm. 39.

41 M. Schär: Nicht mehr rauchen, Blaukreuz-Verlag, Wuppertal 1978, S. 65f.

42 E. Modersohn: Wie werde ich frei? Von der Botschaft des Auferstandenen, R. Brockhaus Verlag, Wuppertal, 1. Taschenbuchauflage 1986, S. 43–55.

43 Anmerkung des Autors (J. N.).

44 Statt »Schnapstrinker« und »Schnaps« könnte man hier genausogut »Kettenraucher« und »Zigaretten« einsetzen (Anm. des Autors).

45 E. Modersohn, a.a.O., S. 56f.

46 Oder der Raucher an Zigarettenautomaten (Anm. des Autors).

47 E. Modersohn, a.a.O., S. 59–63.

48 Zahlreiche Gedanken wurden hier dem (leider vergriffenen) Buch des bekannten Nervenarztes und Seelsorgers Dr. A. Lechler entnommen: Der Dämon im Menschen, Verlag Goldene Worte, Stuttgart-Sillenbuch 1955, S. 56ff.

49 A. Lechler, a.a.O., S. 65ff.

50 Dieses Gebieten im Namen Jesu sollte nur in Einzelfällen, bei schweren Angriffen geschehen. Es sollte keinesfalls zu einer rückversichernden Dauereinrichtung werden, weil sonst die Gefahr besteht, daß den von Jesus bereits besiegten Feinden »Ehre erwiesen« werden könnte (s. auch Lk 10,20).

51 Aus: M. Green: Jesus bedeutet Freiheit, Hänssler-Verlag, Neuhausen-Stuttgart 1976, S. 144.

52 M. Green, a.a.O., S. 145ff.

53 Siehe hierzu auch: Watchman Nee: Das normale Christenleben, Verlag der Strom, Wuppertal 1985.

54 D. Schäfer: ... berufen mit heiligem Ruf. Ein Daniel-Schäfer-Gedenkbuch. Aus Tagebuchaufzeichnungen, Briefen und Niederschriften zusammengestellt von P. W. Schäfer, Sonnenweg-Verlag, Neuffen 1955, S. 100.

Literaturverzeichnis

Bach, B.: Nach 12 »Päckchenjahren« droht das Karzinom, in: Gesundheit in Betrieb und Familie 36.1 (1985), S. 11
Degenhardt, K. H.: Das Kind im Mutterleib – was ihm nützt und was ihm schadet, in: Bild der Wissenschaft 14.2 (1977), S. 46–54
Eggers, U.: Doch nicht so konkret..., in: Der Gärtner 88.9 (1981)
Erfahrungen des Lebens, Neuhausen-Stuttgart: Hänssler, 1985
Feser, H., Kohler, B., Rehm, W.: Zigaretten. Rauchen. Dokumentation, Ulm: Süddeutsche Verlagsgesellschaft, 1984
15 Sekunden zum Nachdenken, Verteilheft der Bundeszentrale für gesundheitliche Aufklärung, 1979
Green, M.: Jesus bedeutet Freiheit, Neuhausen-Stuttgart: Hänssler, 1976
Heimbucher, K., Thoma, T. (Hrsg.): Diener Jesu Christi, Bad Liebenzell: Verlag der Liebenzeller Mission, 1984
Jacobson, B.: Women: smoking's new victims, in: New Scientist 90 (1981), S. 506–508
Kleemann, U.: Rauchen hat Konsequenzen, Wuppertal: Blaukreuz-Verlag, 1984
Koch, K.: Die neue Zungenbewegung, Berghausen/Baden: Evangelisationsverlag, o. J.
Lechler, A.: Der Dämon im Menschen, Stuttgart-Sillenbuch: Verlag Goldene Worte, 1955
May, F.: So wird das Leben schöner. Handbuch für Christen zur Alltagsbewältigung und Lebensgestaltung, Moers: Brendow, 1978
Modersohn, E.: Wie werde ich frei? Von der Botschaft des Auferstandenen, Wuppertal: Brockhaus, 1. Taschenbuchauflage 1986
Müller, P.: Nimm mir, was mich quält – gib mir, was noch fehlt! Ein Leitfaden biblischer Seelsorge, Heilbronn: Paulus-Verlag, 1979
Nee, Watchman: Das normale Christenleben, Wuppertal: Verlag der Strom, 1985
Opitz, K.: Nikotin – eine abhängigmachende Substanz, in: Umschau in Wissenschaft und Technik 83 (1983), S. 676–679
Ozorio, P.: Mädchen rauchen mehr als Jungen! in: Die medizinische Welt 33.22 (1982), S. 3
Pearce, F.: Britain exports the smoking holocaust, in: New Scientist 100 (1983), S. 642–643
Price, E.: Die Last ist leicht, Wuppertal: Brockhaus, 1976

Rose, G.: Passivrauchen, in: Deutsches Ärzteblatt 79.34 (1982), S. 30 bis 32

Schäfer, D.: ... berufen mit heiligem Ruf. Ein Daniel-Schäfer-Gedenkbuch. Aus Tagebuchaufzeichnungen, Briefen und Niederschriften zusammengestellt von P. W. Schäfer, Neuffen: Sonnenweg-Verlag, 1955

Schär, M.: Nicht mehr rauchen, Wuppertal: Blaukreuz-Verlag, 1978

Schmidt, F.: Jung sein und rauchen? Hamm: Hoheneck-Verlag, 1975

Schmidt, F.: Leichtrauchen – wirklich entschärfter Genuß? in: Bild der Wissenschaft 16.4 (1979), S. 100–111

Schmidt, F.: Rauchen Sie? Tatsachen über das Rauchen, Hamm: Hoheneck-Verlag, 1974

Schmidt, F.: Raucherentwöhnung, Reinbek: Rowohlt, 1984

Stock, C.: The perils of second-hand smoking, in: New Scientist 88 (1980), S. 10–13

Stoy, W.: Mut für morgen. Christen im Westen vor der Verfolgung, Gießen: Brunnen-Verlag, 3. Aufl. 1982

White, J. R., Froeb, H. F.: Small-airways dysfunction in nonsmokers chronically exposed to tobacco smoke, in: New England Journal of Medicine 302 (1980), S. 720–723

Willberg, R.: ... für mich war es die Zigarette, Wuppertal: Blaukreuz-Verlag, 1965

Wurmbrand, R.: Vorbereitung auf die Untergrundkirche, Uhldingen: Stephanus-Edition

Zigaretten, Nikotin und Kohlenmonoxid. Wie kann man Raucherschäden mindern? Sieben Fragen, beantwortet von P. Astrup, M. Rutsch, G. Schettler, H. Schievelbein, D. Schmähl, E. Wynder, in: Umschau in Wissenschaft und Technik 79 (1979), S. 11–18